Ursula Baum

Arzneimittellehre

Kompakte Darstellung des Fachgebietes unter Berücksichtigung
der Ausbildungs- und Prüfungsverordnung für Pflegeberufe

7. Auflage

WEISSE REIHE Band 3

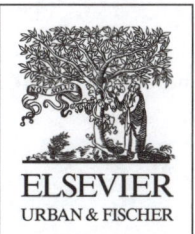

ELSEVIER
URBAN & FISCHER

URBAN & FISCHER

Zuschriften und Kritik an:

Elsevier GmbH, Urban & Fischer Verlag, Lektorat Pflege, Karlstraße 45, 80333 München
Pflege@elsevier.de

Wichtiger Hinweis für den Benutzer

Die Erkenntnisse in der Medizin unterliegen laufendem Wandel durch Forschung und klinische Erfahrungen. Herausgeber und Autoren dieses Werkes haben große Sorgfalt darauf verwendet, dass die in diesem Werk gemachten therapeutischen Angaben (insbesondere hinsichtlich Indikation, Dosierung und unerwünschten Wirkungen) dem derzeitigen Wissensstand entsprechen. Das entbindet den Nutzer dieses Werkes aber nicht von der Verpflichtung, anhand der Beipackzettel zu verschreibender Präparate zu überprüfen, ob die dort gemachten Angaben von denen in diesem Buch abweichen und seine Verordnung in eigener Verantwortung zu treffen.

Wie allgemein üblich wurden Warenzeichen bzw. Namen (z. B. bei Pharmapräparaten) nicht besonders gekennzeichnet.

Bibliografische Information Der Deutschen Bibliothek

Die Deutsche Bibliothek verzeichnet diese Publikation in der Deutschen Nationalbibliografie; detaillierte bibliografische Daten sind im Internet unter http://dnb.ddb.de abrufbar.

Um den Textfluss nicht zu stören, wurde bei Patienten und Berufsbezeichnungen die grammatikalisch maskuline Form gewählt. Selbstverständlich sind in diesen Fällen immer Frauen und Männer gemeint.

Lektorat: Hilke Nüssler, München

Herstellung: Christine Kosel, München

Satz: abc.Mediaservice, Buchloe

Druck und Bindung: Appl, Wemding

Zeichnungen: Karl Heppe, Wiesbaden

Umschlaggestaltung: SpieszDesign, Neu-Ulm

Titelzeichnung: Christine Krebber, Wiesbaden

Printed in Germany

ISBN 3-930192-57-8

Aktuelle Informationen finden Sie im Internet unter **www.elsevier.com** und **www.elsevier.de**

Vorwort

Der dritte Band „Arzneimittellehre" aus der bewährten WEISSEN REIHE wurde für die nun vorliegende neue Auflage aktualisiert und erweitert. Da der Arzneimittelmarkt ständigen Veränderungen unterworfen ist, wurden sämtliche Medikamente überprüft und auf den derzeitigen Stand gebracht. Das Kapitel „Dermatika" kommt neu dazu, an anderer Stelle wurden Inhalte gestrafft. Pflegerelevante Hinweise stellen die Verbindung zur Praxis her.

Zur schnellen Orientierung ist das Buch farbig gestaltet. Viele Kapitel enthalten übersichtliche Tabellen, die das Wesentliche einprägsam zusammenfassen und ein gezieltes Lernen ermöglichen. Im Anhang findet sich eine ausführliche Fragensammlung, mit der der Wissensstand überprüft werden kann.

Wie bei allen Bänden dieser Reihe handelt es sich um eine komprimierte Darstellung des Prüfungsstoffes, die ein großes Lehrbuch nicht ersetzen kann und will. Ziel des Buches ist eine leicht verständliche, aber dennoch vollständige Darstellung der pharmakologischen Lerninhalte. Die „Arzneimittellehre" kann auch nach dem Examen noch dazu genutzt werden, bestimmte Medikamentengruppen und ihre Wirkungsweise, zum Beispiel auf der Station, in Erinnerung zu rufen.

Mein Dank gilt den vielen Anregungen und Vorschlägen der Leserinnen und Leser dieses Bandes, nur mit Ihrer Hilfe können unsere Bücher noch besser werden. Besonders möchte ich mich bei Herrn Friedhelm Keller bedanken, dessen akribische Durchsicht und hilfreichen Kommentare mir sehr bei der Überarbeitung dieses Bandes geholfen haben.

Ich hoffe, dass dieses Buch die Erarbeitung des umfangreichen Stoffgebietes erleichtert und wünsche allen Leserinnen und Lesern viel Erfolg im Examen!

Murnau, im Sommer 2004

Dr. Ursula Baum

Inhaltsverzeichnis

1 Grundbegriffe

Die Arzneimittellehre (Pharmakologie) ist die Lehre von den Arzneimittelwirkungen im menschlichen Organismus. **Arzneimittel** sind chemische Substanzen, die zur Heilung, Besserung oder Vorbeugung von Erkrankungen dienen.

Arzneimittel- und chirurgische Therapie sind die Grundpfeiler der Krankheitsbekämpfung. Grundlegendes Wissen über Aufnahme, Verteilung, Verhalten eines Arzneistoffes im Körper, Wirkprinzip, Abbau und Ausscheidung sind unabdingbare Voraussetzungen für einen verantwortungsbewussten Umgang mit Medikamenten.

Definitionen

Zum allgemeinen Verständnis der Pharmakologie (Arzneimittellehre) ist die Kenntnis einiger Grundbegriffe notwendig.

Wichtige Definitionen:

- **Wirkstoff:** Substanz, die in einem Organismus eine Wirkung hervorruft
- **Arzneistoff:** Wirkstoff, der zur Vorbeugung, Besserung, Heilung oder Erkennung einer Erkrankung dienen kann
- **Arzneimittel:** Bestimmte Zubereitungsform eines Arzneistoffes
- **Blutzubereitungen:** Arzneimittel, die aus Blut gewonnene Bestandteile enthalten (z.B. Blutkonserven, Thrombozytenkonzentrate, Immunglobuline, Gerinnungsfaktoren)
- **Sera:** aus Blut oder Organen von Lebewesen gewonnene spezifische Antikörper, die den Verlauf einer Infektionskrankheit abschwächen können (z.B. Tetanushyperimmunglobulin)
- **Impfstoffe:** enthalten Antigene und sollen bei Mensch und Tier die Produktion von Antikörpern zum Infektionsschutz einleiten
- **Charge:** die in einem einheitlichen Herstellungsgang gewonnene Menge an Arzneimittel
- **Wirkstärke:** Maß für die zum Erreichen einer Wirkung nötige Dosis; je höher die Wirkstärke, desto geringer die nötige Dosis
- **Wirksamkeit:** zu erreichender Effekt eines Arzneimittels
- **Pharmakokinetik:** Verhalten eines Arzneimittels im Organismus (Aufnahme, Verteilung und Ausscheidung)
- **Pharmakodynamik:** pharmakologische Wirkungen eines Arzneimittels im Organismus
- **Gift:** Wirkstoff, der eine schädliche Wirkung auslöst; bei vielen Arzneistoffen entscheidet die Dosis über eine giftige Wirkung.

■ Für die meisten Arzneimittel gilt: Nur die Dosis macht das Gift.

2 Bestimmungen aus dem Arznei- und Betäubungsmittelrecht

Der Umgang mit Arznei- und Betäubungsmitteln unterliegt strengen Regeln, die im Arzneimittelrecht und Betäubungsmittelrecht festgelegt sind.

2.1 Bestimmungen aus dem Arzneimittelrecht

Das Arzneimittelrecht regelt Fragen der Ein- und Ausfuhr, Herstellung, Verarbeitung, klinischen Prüfung, Zulassung, Abgabe, Überwachung, Haftung und Unbedenklichkeit von Arznei- und Betäubungsmitteln. Die Grundlagen des Arzneimittelrechtes sind Voraussetzung für den Gebrauch von Arzneimitteln. Das Arzneimittelrecht ist im **Arzneimittelgesetz** (letzte Neufassung von 2001) festgeschrieben.

2.1.1 Aufgaben des Arzneimittelgesetzes

Das Arzneimittelgesetz soll im Einzelnen folgende Aufgaben erfüllen:
- Regelung von Qualität, Unbedenklichkeit und Wirksamkeit von Arzneimitteln für Mensch und Tier
- Ordnung der Zulassung, Registrierung, Verkehr und behördlichen Überwachung von Arzneimitteln
- Bestimmung über die klinische Prüfung von Arzneimitteln, Verfallsdaten, Beobachtung und Auswertung von Arzneimittelrisiken und -nebenwirkungen
- Schutz des Verbrauchers vor Arzneimittelrückständen in Lebensmitteln
- Bestimmung des Rahmens, in dem über Arzneimittel informiert und geworben werden darf
- Festlegung von Straf- und Bußgeldvorschriften.

2.1.2 Begriffsbestimmungen des Arzneimittelgesetzes

Das Arzneimittelgesetz enthält wichtige Definitionen bzw. Begriffsbestimmungen.

Arzneimittel

Arzneimittel sind Stoffe, die durch Anwendung am oder im menschlichen oder tierischen Körper Folgendes bewirken sollen:
- Beschwerden oder Krankheiten heilen, lindern oder verhüten (Medikamente)
- Funktion und Zustand des Körpers aufzeigen (z. B. Szintigraphien, Kontrastmitteluntersuchungen)
- Körpereigene Wirkstoffe ersetzen (z. B. Insulin, Kortison)
- Krankheitserreger, Parasiten oder körperfremde Stoffe bekämpfen (z. B. Antibiotika, Virostatika, Fungizide)
- Den seelischen Zustand des Körpers beeinflussen (z. B. Psychopharmaka)
- Funktionen des Körpers beeinflussen (z. B. Schlafmittel, Anabolika, „Pille").

Der Gesetzgeber definiert Arzneien weitergehender als allgemein angenommen. So gilt auch chirurgisches Nahtmaterial als Arznei.

■ Der Begriff Arznei ist nicht gleichbedeutend mit dem des Pharmakons.

Das Wort **Pharmakon** stammt aus dem Griechischen und bedeutet sowohl Heilmittel als auch Gift.

Fertigarzneimittel

Fertigarzneimittel werden im Voraus hergestellt und in einer für den Verbraucher bestimmten Verpackung in Verkehr gebracht.

Wirkstoffe

Wirkstoffe sind Stoffe, die bei der Herstellung von Arzneimitteln als arzneilich wirksame Bestandteile verwendet werden.

Blutzubereitungen

Blutzubereitungen sind Arzneimittel, die aus Blut gewonnene Bestandteile enthalten (z. B. Erythrozytenkonzentrate, Immunglobuline, Gerinnungsfaktoren).

Sera

Sera werden aus Blut oder Organen von Lebewesen gewonnen. Sie enthalten spezifische **Antikörper** (z. B. Tetanushyperimmunglobulin), die den Verlauf einer Infektionskrankheit abschwächen können.

Impfstoffe

Impfstoffe enthalten **Antigene** und sollen bei Mensch und Tier die Produktion von Antikörpern zum Infektionsschutz einleiten.

Radioaktive Arzneimittel

Radioaktive Arzneimittel geben radioaktive Strahlung ab und dienen der Diagnostik oder Therapie (z. B. radioaktives Jod zur Therapie von Schilddrüsentumoren).

Charge

Unter Charge versteht man die in einem einheitlichen Herstellungsgang gewonnene Menge an Arzneimittel.

Unerwünschte Arzneimittelwirkungen (Nebenwirkungen)

Nebenwirkungen sind unerwünschte Begleiterscheinungen, die beim ordnungsgemäßen Gebrauch eines Arzneimittels auftreten können.

2.1.3 Anforderungen an Arzneimittel

Im Arzneimittelgesetz sind allgemeine Anforderungen an Arzneimittel festgeschrieben. So ist es zum Beispiel verboten:
- Bedenkliche Arzneimittel in den Verkehr zu bringen, deren schädliche Wirkungen im Verhältnis zur Hauptwirkung über ein vertretbares Maß hinausgehen
- Arzneimittel minderer Qualität in den Verkehr zu bringen
- Arzneimittel mit irreführenden Bezeichnungen zu versehen
- Arzneimittel mit abgelaufenem Verfallsdatum in den Verkehr zu bringen.

2.1.4 Arzneienkennzeichnung

Es besteht eine Kennzeichnungspflicht bei Arzneien. Insbesondere müssen folgende Angaben auf dem Behältnis oder der **Verpackung** angebracht sein:
- Bezeichnung des Arzneimittels
- Verfallsdatum und Herstellungsdatum, ggf. Chargenbezeichnung
- Hersteller mit Anschrift
- Zulassungsnummer (Zul.-Nr.)
- Darreichungsform (Tabletten, Tropfen, Dragees, Suppositorien)
- Inhalt (Gewicht, Anzahl)
- Wirksame Bestandteile
- Hinweise über die Einordnung (z. B. „Apothekenpflichtig", „Verschreibungspflichtig")
- Art der Anwendung
- Hinweise über gentechnologisch gewonnene Arzneimittel.

2.1.5 Gebrauchsinformation

Fertigarzneimittel dürfen nur mit einer **Gebrauchsinformation** („Beipackzettel") in den Verkehr gebracht werden. Diese Packungsbeilage muss enthalten:
- Hersteller mit Anschrift
- Bezeichnung des Arzneimittels
- Wirksame Bestandteile nach Art und Menge
- Die Darreichungsform und Inhalt (Gewicht, Rauminhalt, Stückzahl)
- Anwendungsgebiete
- Gegenanzeigen
- Nebenwirkungen
- Wechselwirkungen mit anderen Mitteln
- Dosierungsanleitung (soweit nicht anders verordnet)
- Art und Dauer der Anwendung
- Hinweis, dass nach Ablauf des Verfalldatums das Mittel nicht mehr angewendet werden soll
- Hinweis, dass das Mittel für Kinder unzugänglich aufzubewahren ist.

■ Jedes Fertigarzneimittel muss eine ausführliche Gebrauchsinformation beinhalten.

2.1.6 Herstellung von Arzneimitteln

Wer Arzneimittel gewerbs- oder berufsmäßig zum Zwecke der Abgabe an andere herstellen will, bedarf einer Erlaubnis durch die zuständige Behörde.

Ausnahme:
- Apothekeninhaber
- Träger eines Krankenhauses, soweit er Arzneimittel abgeben darf.

2.1.7 Apothekenwesen

Den Apotheken obliegt die Sicherstellung der ordnungsgemäßen **Arzneimittelversorgung** der Bevölkerung. Der Betrieb einer Apotheke unterliegt der behördlichen Aufsicht (Gesundheitsamt).

Aufgaben der Apotheke:
- Herstellung von Arzneimitteln
- Prüfung von Arzneimitteln
- Aufbewahrung von Arzneimitteln
- Ordnungsgemäße Abgabe von Arzneimitteln.

Eine spezielle Werbung ist den Apotheken untersagt.

■ Arzneimittel dürfen nur über eine Apotheke abgegeben werden (auch Internet-Apotheken).

2.1.8 Arzneimittelabgabe

Es werden drei Arten der Arzneimittelabgabe unterschieden. Man unterscheidet frei verkäufliche von apotheken- und rezeptpflichtigen Arzneimitteln.

Frei verkäufliche Arzneien und Medizinprodukte
Hierunter versteht man Arzneien und Medizinprodukte, die in Apotheken, Drogerien oder Großmärkten mit Drogerieanschluss **rezeptfrei** abgegeben werden.

Beispiele:
- Vitaminpräparate, Knoblauchpillen
- Heilwässer
- Pflaster, Verbandstoffe.

Apothekenpflichtige Arzneien

Apothekenpflichtig sind alle nicht verschreibungspflichtigen Stoffe, die aber nur über eine **Apotheke** abgegeben werden dürfen. Nach Beratung oder auf eigenen Wunsch kann ein Konsument eine apothekenpflichtige Arznei erwerben.

Beispiele: Acetylsalicylsäure (z. B. Aspirin®), Paracetamol (z. B. ben-u-ron®).

Verschreibungspflichtige Arzneien

Verschreibungspflichtige Arzneien dürfen nur gegen **ärztliches Rezept** und ausschließlich in Apotheken abgegeben werden. Verschreibungspflichtig sind Arzneien dann, wenn ihre Anwendung der ärztlichen Überwachung bedarf oder durch ihren Missbrauch die Gesundheit gefährdet werden kann. Auf dem ärztlichen Rezept, das eine Gültigkeitsdauer von max. 6 Monaten hat, muss stehen:
- Name, Berufsbezeichnung und Anschrift des Arztes
- Datum und eigenhändige Unterschrift
- Name des Patienten
- Name und Menge der Arznei.

Beispiele: Digitoxin, z. B. Digimerck®, Metildigoxin, z. B. Lanitop®.

Das Bundesinstitut für Arzneimittel und Medizinprodukte ist für die Zulassung neuer Arzneien zuständig. Das Bundesamt für Sera und Impfstoffe (Paul-Ehrlich-Institut) ist für Impfstoffe zuständig.

■ Das Bundesinstitut für Arzneimittel und Medizinprodukte und das Bundesamt für Sera und Impfstoffe (Paul-Ehrlich-Institut) sind für Vollzug und Kontrolle des Arzneimittelgesetzes zuständig.

2.1.9 Lagerung und Haltbarkeit von Arzneimitteln

Auf jeder Ampulle und jeder Packung steht das Verfallsdatum. Ist dieses Datum überschritten, sind diese Medikamente der Apotheke zurückzugeben. Manche Arzneien sind lichtgeschützt zu lagern, da sie bei Lichteinstrahlung Einbußen in ihrer Wirksamkeit haben. Einige Pharmaka müssen kühl gelagert werden, z. B. Insuline und fettlösliche Vitamine.

2.1.10 Arzneimittelzulassungen

Seit 1978 müssen Fertigarzneimittel, die neu auf den Markt kommen sollen, ein Zulassungsverfahren durchlaufen. Für die Zulassung müssen pharmazeutische Qualität, Wirksamkeit und Unbedenklichkeit vom pharmazeutischen Unternehmer (Hersteller) belegt werden.
Neben dem nationalen Zulassungsverfahren in Deutschland wurden durch Verordnungen und Richtlinien der Europäischen Kommission zwei neue Zulassungsverfahren für Arzneimittel geschaffen, das zentrale Zulassungsverfahren und das dezentrale Zulassungsverfahren.

Nationales Arzneimittelzulassungsverfahren

Fertigarzneimittel dürfen in der Bundesrepublik Deutschland nur in den Verkehr gebracht werden, nachdem sie die zuständige Bundesoberbehörde zugelassen hat. Die Zulassung von Arzneimitteln ist durch das Arzneimittelgesetz geregelt. Die zuständigen Behörden sind das **Bundesinstitut für Arzneimittel und Medizinprodukte** bzw. das **Bundesamt für Sera und Impfstoffe**.
Bevor ein Arzneimittel zugelassen wird, müssen umfangreiche Unterlagen vorliegen über:
- Bestandteile
- Indikation
- Darreichungsform
- Gegenanzeigen, Nebenwirkungen und Wechselwirkungen

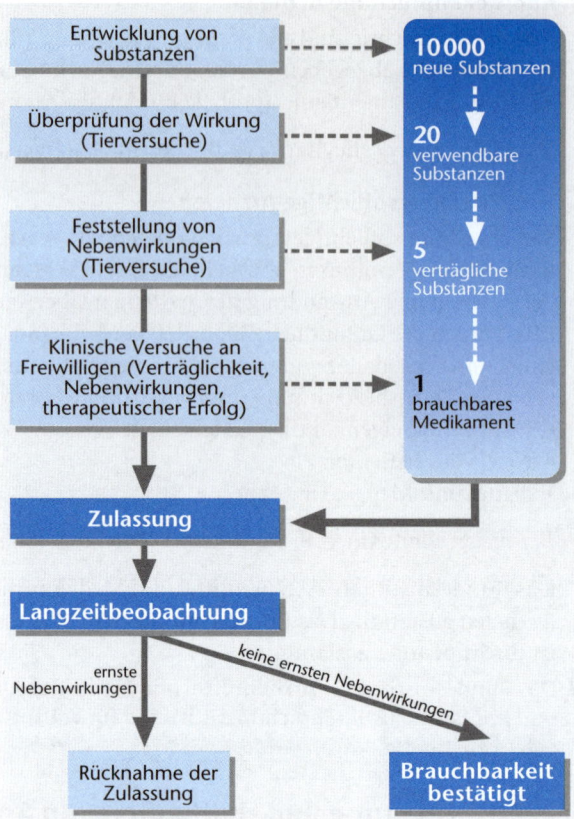

Abb. 1: Zulassungsverfahren für Arzneimittel

- Pharmakologische Prüfung
- Klinische Prüfergebnisse
- Sachverständigengutachten.

Die Zulassung von Arzneimitteln unterliegt in Deutschland einem extrem aufwändigen Verfahren. Gerade die pharmakologische und klinische Prüfung ist sehr zeit- und kostenintensiv.

Zentrales Zulassungsverfahren

Bei diesem Verfahren wird die Zulassung eines Arzneimittels nicht von einer nationalen Zulassungsbehörde, sondern von der Kommission in Brüssel erteilt. Diese Genehmigung wird einer Zulassung durch die oberste Bundesbehörde gleichgestellt. Daraus folgt: Arzneimittel mit europäischer Zulassung dürfen in Deutschland ohne Weiteres in Verkehr gebracht werden.

Dezentrales Zulassungsverfahren

Bei diesem Zulassungsverfahren handelt es sich um ein gegenseitiges Anerkennungsverfahren. Ist ein Arzneimittel bereits in einem anderen Mitgliedstaat der Europäischen Union zugelassen worden, so muss diese Zulassung innerhalb von 90 Tagen von den deutschen Zulassungsbehörden anerkannt werden, wenn nicht schwer wiegende Gründe entgegenstehen.

2.1.11 Haftung für Arzneimittelschäden

Im Arzneimittelgesetz sind auch Haftungsfragen und Schadenersatzansprüche geregelt. Der pharmazeutische Unternehmer haftet für die von ihm in Verkehr gebrachten Arzneimittel. Eine Schadenersatzpflicht besteht beispielsweise in folgenden Fällen:

- Schädigende Wirkungen eines Arzneimittels, die über ein vertretbares Maß hinaus gehen und ihre Ursache im Entwicklungs- und Herstellungsprozess haben
- Fehlerhafte Gebrauchsinformationen.

2.1.12 Werbung für Arzneimittel

Für Arzneimittel ist jegliche irreführende Werbung verboten. Für verschreibungspflichtige Arzneimittel, Schlafmittel und Psychopharmaka darf nur in Fachkreisen, die berufsmäßigen Umgang mit Arzneimitteln haben, geworben werden, z.B. in Fachzeitschriften oder Fachbüchern.

2.2 Bestimmungen aus dem Betäubungsmittelrecht

Das Betäubungsmittelgesetz regelt den Verkehr mit Betäubungsmitteln und die strafrechtlichen Folgen bei Verstößen gegen die Vorschriften des Betäubungsmittelgesetzes.

2.2.1 Betäubungsmittel im Sinne des Betäubungsmittelgesetzes

Unter Betäubungsmitteln versteht man Wirkstoffe, die **suchterzeugende** Eigenschaften besitzen. In der Medizin werden diese Stoffgruppen zur Therapie schwerster Schmerzzustände eingesetzt, z.B. bei Operationen oder Tumorleiden. Wegen der Suchtgefahr wird der Umgang mit diesen Medikamenten im **Betäubungsmittelgesetz** geregelt. Bei therapeutischem Einsatz besteht normalerweise keine Suchtgefahr.

■ Bei Anwendung der Betäubungsmittel zur Therapie schwerster Schmerzen besteht normalerweise keine Suchtgefahr.

Aufgrund der suchterzeugenden Eigenschaft dieser Stoffe ist die Gefahr des Missbrauches groß. Diesem Umstand trägt das Betäubungsmittelgesetz im Abschnitt **Straftaten** Rechnung. Der Umgang (Anbau, Herstellung, Abgabe und Erwerb) mit Betäubungsmitteln ist nur nach Erlaubnis durch das Bundesgesundheitsamt gestattet. Ausgenommen von dieser sog. Erlaubnispflicht sind Apotheker und Patienten, die Betäubungsmittel nach Verschreibung erhalten.

In den Anlagen I-III des Betäubungsmittelgesetzes sind die unter das Betäubungsmittelgesetz fallenden Stoffgruppen aufgelistet:

Nicht verkehrsfähige Betäubungsmittel (Anlage I)

Nicht verkehrsfähige Betäubungsmittel dürfen weder hergestellt noch darf Handel mit ihnen getrieben werden (z.B. Haschisch, Marihuana, Heroin oder LSD).

Verkehrs-, aber nicht verschreibungsfähige Betäubungsmittel (Anlage II)

Mit diesen Stoffen arbeiten Pharmahersteller oder Apotheken. In unverarbeiteter Form dürfen sie nicht verschrieben werden (z.B. Cocablätter).

Verschreibungsfähige Betäubungsmittel (Anlage III)

Die verschreibungsfähigen Betäubungsmittel dürfen an Patienten gegen ein spezielles Betäubungsmittelrezept abgegeben werden, z.B. Morphine (MST®) oder Opiate (Fentanyl®, Rapifen®).

2.2.2 Betäubungsmittelverschreibung

Lediglich Ärzte, Zahn- und Tierärzte dürfen Betäubungsmittel verschreiben. Dazu werden spezielle **Betäubungsmittelrezepte** benötigt, die vom Bundesinstitut für Arzneimittel und Medizinprodukte (Sitz: Berlin) auf Anforderung ausgegeben werden. Sie sind nummeriert und tragen eine Arztregistriernummer.

■ Betäubungsmittelrezepte müssen beim Bundesinstitut für Arzneimittel und Medizinprodukte angefordert werden.

BtM-Rezept

Das BtM-Rezept besteht aus 3 Blättern und ist durchgehend nummeriert. Blatt 1 und 2 sind für den Apotheker bestimmt, der Blatt 1 behält und Blatt 2 zur Abrechnung verwendet. Blatt 3 verbleibt beim Arzt.

■ Jedes BtM-Rezept muss drei Jahre aufbewahrt werden (Blatt 1 beim Apotheker, Blatt 3 beim Arzt).

Notwendige Angaben auf dem Rezept:
- Name, Vorname, Anschrift und Geburtsdatum des Patienten
- Ausstellungsdatum (max. 7 Tage Gültigkeit)
- Arzneimittelbezeichnung
- Darreichungsform und Gewichtsmenge je abgeteilte Form (Ampullen, Supp., Tabl.) sind nur anzugeben, wenn sie aus der Arzneimittelbezeichnung nicht eindeutig zu bestimmen sind
- Menge des verschriebenen Arzneimittels in Gramm oder Milliliter, Stückzahl der abgeteilten Form oder Größe und Anzahl der Packungseinheiten
- Gebrauchsanweisung mit Einzel- und Tagesgabe
- Name, Anschrift, Telefon und Berufsbezeichnung des verschreibenden Arztes
- Anzahl der Tage, für die verschrieben wurde
- Ungekürzte Unterschrift des verschreibenden Arztes.

Die oben genannten Angaben müssen „dauerhaft" vermerkt werden. Seit Februar 1998 dürfen Betäubungsmittelrezepte wie alle anderen Rezepte maschinell ausgefüllt werden.

■ Nur ordnungsgemäß ausgefüllte BtM-Rezepte dürfen in der Apotheke akzeptiert werden.

Auf Station ausgegebene Betäubungsmittel müssen in einem **BtM-Buch** mit fortlaufend nummerierten Seiten eingetragen werden. Die Überprüfung der ordnungsgemäßen Führung dieser Bücher sowie der BtM-Bestände ist Sache des Verschreibenden und soll am Ende eines jeden Kalendermonats erfolgen.

■ Abgabe und Bestand der BtM-pflichtigen Arzneimittel sind genauestens in einem BtM-Buch einzutragen.

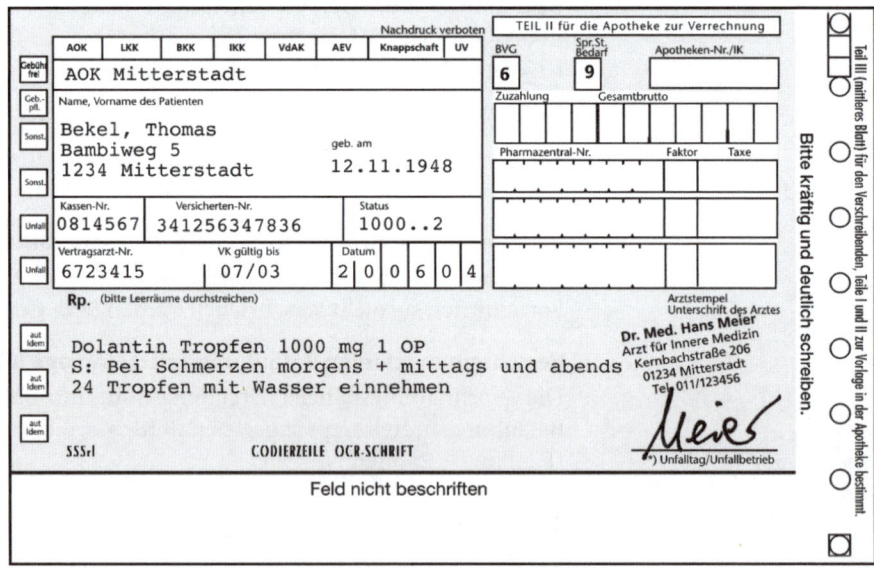

Abb. 2: Ordnungsgemäß ausgefülltes BtM-Rezept

Verschreibung der Betäubungsmittel für den Stationsbedarf

Betäubungsmittel für den Stationsbedarf werden mittels eines dreiteiligen **Betäubungsmittelanforderungsscheins** verschrieben. Auf dem Anforderungsschein sind zu vermerken:
- Name und Bezeichnung der anfordernden Station
- Ausstellungsdatum
- Präparat, die Stückzahl, Gewichtsmenge und Darreichungsform
- Name des verschreibenden Arztes, einschließlich Telefonnummer
- Unterschrift.

Verschreibungshöchstmengen

Bei allen BtM-pflichtigen Arzneimitteln sind Verschreibungshöchstmengen vorgesehen. Der Arzt darf nur unter Einhaltung der innerhalb eines bestimmten Zeitraums festgesetzten Höchstmengen Betäubungsmittel verschreiben.

Arzneimittel	Verschreibungshöchstmenge
Buprenorphin	150 mg
Levomethadon	1500 mg
Morphin	20000 mg
Pethidin	10000 mg
Piritramid	6000 mg

Tab. 1: Verschreibungshöchstmengen einzelner Arzneimittel

In besonders schweren Krankheitsfällen dürfen die Höchstmengen, abhängig vom Präparat, erhöht werden. Dann muss der Buchstabe „A" in einem Kreis auf dem Rezept für diese Dauerbehandlung stehen.

Notfälle

In Notfällen, ausgenommen zur Substitution, kann ein Arzt auch ohne Verwendung eines Betäubungsmittelrezeptes Betäubungsmittel verordnen. Die Verschreibung ist mit dem Wort „**Notfall-Verschreibung**" und dem Buchstaben „N" zu kennzeichnen. Der Arzt ist verpflichtet, die Verschreibung unverzüglich auf einem Betäubungsmittelrezept der Apotheke nachzureichen, die die Notfall-Verschreibung beliefert hat.

3 Therapie- und Arzneimittelformen

Die Behandlung von Erkrankungen kann auf verschiedene Art und Weise erfolgen. Die Arzneimittel stehen dazu in unterschiedlichen Zubereitungen zur Verfügung.

3.1 Therapieformen

Die Art der Therapie richtet sich nach Ort, Art und Stadium einer Krankheit.

Therapieformen:
- Kausal
- Symptomatisch
- Substitutionstherapie
- Placebotherapie.

3.1.1 Kausale Therapie

Behandlung der auslösenden Krankheitsursache. Die kausale Therapie stellt immer die anzustrebende Therapieform dar und soll zu einer vollständigen Heilung der Erkrankung führen. Dies ist aber meist nur bei Verständnis der auslösenden Ursachen einer Erkrankung möglich.

Beispiel: Antibiotika-Therapie bei Infektionen (Erregerbekämpfung).

3.1.2 Symptomatische Therapie

Lediglich Behandlung der Krankheitssymptome. Die symptomatische Therapie behandelt die Symptome, aber nicht die auslösende Ursache einer Erkrankung. Sie führt demnach nicht zur Heilung, sondern nur zur Linderung der Beschwerden.

Beispiele:
- Schmerztherapie
- Salben bei Juckreiz.

3.1.3 Substitutionstherapie

Verabreichung von Substanzen, die der Körper nicht mehr oder nicht genügend produziert. Die fehlenden Substanzen werden dann als Medikamente zugeführt.

Beispiele:
- Insulingabe bei Diabetes mellitus
- Eisenpräparate bei Eisenmangelanämie
- Vitamine bei Mangelerkrankungen.

3.1.4 Placebotherapie

Unter einem Placebo versteht man ein wirkstofffreies Medikament, das der Patient als solches nicht erkennen kann. Placebos bestehen meist aus Milch- oder Traubenzucker und können als Tablette oder Injektion zugeführt werden.

Anwendungsgebiete:
- Starker Leidensdruck des Patienten und Wunsch nach Tabletten bei fehlender medizinischer Indikation
- Psychische Fixierung auf ein nicht mehr benötigtes Medikament

- Test eines neuen Medikaments in einer kontrollierten klinischen Studie zum Vergleich der Wirksamkeit der neuen Arznei und der des Placebos.

■ **Ein Placebo ist ein Medikament ohne pharmakologisch wirksame Substanz.**

3.2 Arzneimittelformen

Arzneimittel werden, abhängig von der Art der Verabreichung (Applikationsart) und dem Stoffgehalt, in verschiedenen Arzneiformen angeboten:
- Tabletten
- Dragees
- Kapseln
- Suppositorien (Zäpfchen)
- Pulver
- Cremes und Salben
- Nasenspray.

3.2.1 Tabletten

Einzeldosierte, feste Arzneiform, bestehend aus einem oder mehreren Arzneistoffen.

Applikation: Oral.

3.2.2 Dragees

Tablettenähnliche Arzneiform, die mit einem Überzug versehen ist, um einen unangenehmen Geschmack zu überdecken und eine bessere Gleitfähigkeit zu ermöglichen.

Applikation: Oral.

3.2.3 Kapseln

Arzneistoff in Pulver- oder Flüssigform, der durch eine Hülle geschützt ist. Die Hülle zersetzt sich im Magen oder Dünndarm und gibt den Wirkstoff frei.

Applikation: Oral.

3.2.4 Suppositorien (Zäpfchen)

Arznei, die durch eine Fettschicht geschützt ist. Die Fettschicht löst sich nach Verabreichung durch die Körperwärme auf und setzt den Inhaltsstoff frei.

Applikation:
- Rektal
- Vaginal.

3.2.5 Pulver

Pulverförmige Arzneien dienen der inneren oder äußeren Anwendung.

Applikation:
- Äußerlich
- Enteral
- Nach Auflösung parenteral (in die Vene)
- Nach Auflösung als Aerosol (zum Inhalieren).

3.2.6 Cremes und Salben

Arzneien, die in wasser- oder fetthaltigen Grundlagen enthalten sind. Je nach Wasser- oder Fettgehalt spricht man von Lotio, Creme, Salbe, Emulsion oder Paste.

Applikation: Meist lokal.

3.2.7 Nasenspray

Der Wirkstoff gelangt über einen Sprühstoß auf die Nasenschleimhaut und wird hier resorbiert.

Applikation: Ins Nasenloch.

4 Pharmakokinetik

Unter Pharmakokinetik versteht man das Verhalten eines applizierten Stoffes und sein Schicksal im Organismus. Die Pharmakokinetik befasst sich dabei mit folgenden Teilprozessen, die ein Arzneistoff durchläuft:
- Applikationsform (Art der Zuführung)
- Resorption (Aufnahme in das Blut)
- Verteilung (Stofftransport vom Blut ins Gewebe)
- Biotransformation (Umwandlung des Wirkstoffes)
- Elimination (Konzentrationsabnahme und Ausscheidung aus dem Körper).

Die Wirksamkeit eines Arzneimittels hängt in hohem Maße von seinem Verhalten in dieser pharmakokinetischen Phase ab. Neben dieser **pharmakokinetischen** Phase gibt es die **pharmakodynamische** Phase, in der der eigentliche pharmakologische Effekt einer Substanz am Wirkort (Rezeptoren) beschrieben wird.

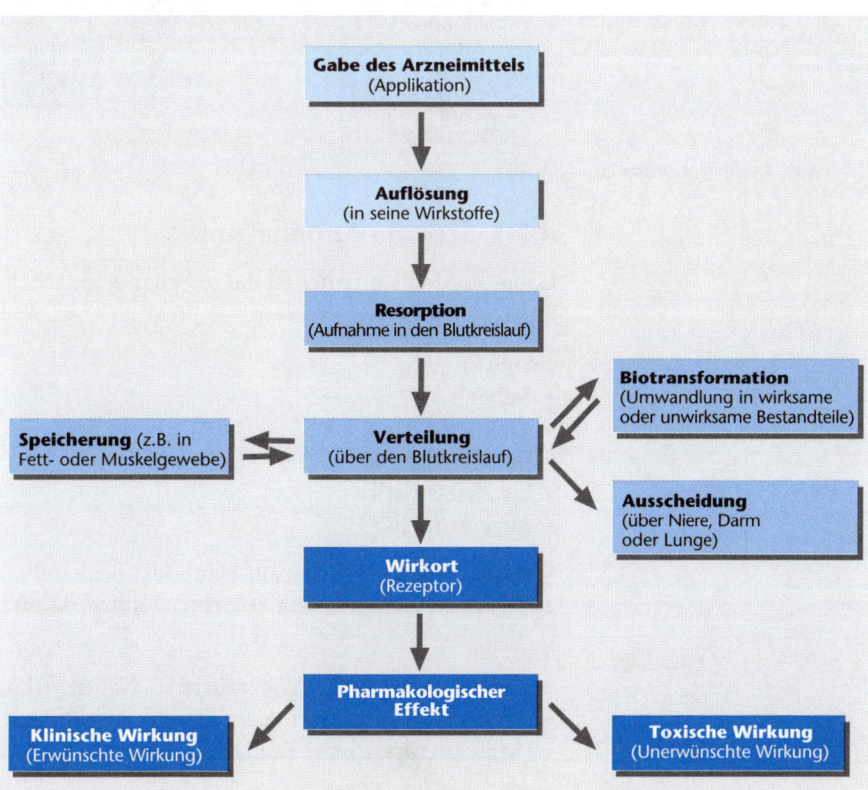

Abb. 3: Vorgänge im Organismus nach Applikation eines Arzneimittels

4.1 Applikationsarten

Unter Applikation versteht man die Art der **Zuführung** einer Arznei in den Organismus. Medikamente können auf unterschiedlichen Wegen an ihren Wirkort gebracht werden. Die gewählte Applikationsart (Darreichungsart) hängt von den folgenden Faktoren ab:
- Zusammensetzung und Resorptionsfähigkeit der Arznei
- Gewünschter Wirkort
- Gewünschter Wirkungseintritt (schnell oder langsam)
- Gewünschte Wirkdauer
- Zustand und Wunsch des Patienten.

■ Unter der Applikation versteht man die Art der Zuführung einer Arznei in den Organismus.

Die Applikation kann erfolgen:
- Lokal
- Enteral
- Parenteral.

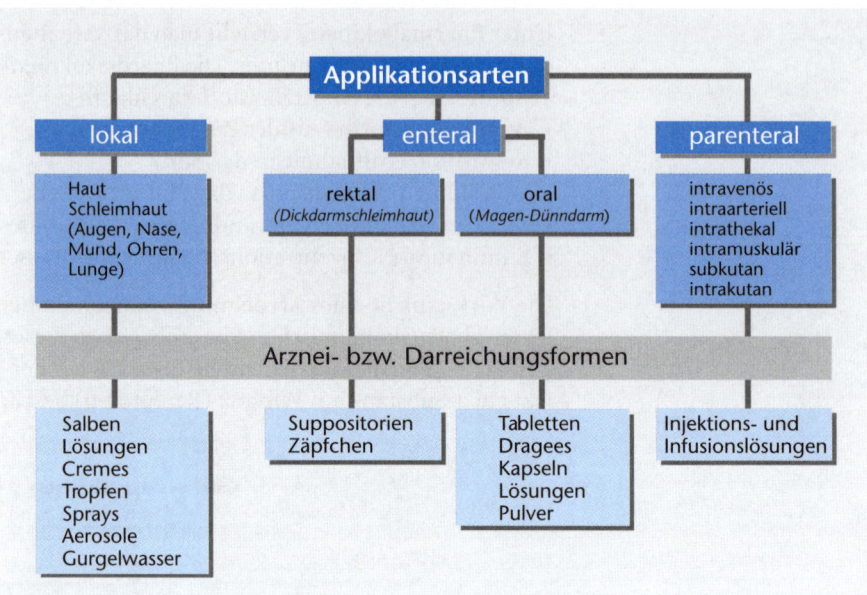

Abb. 4: Applikationsarten

4.1.1 Lokale Applikation

Gabe des Medikamentes an die zu behandelnde Stelle. Das Arzneimittel ist also direkt am Applikationsort wirksam.

Beispiele:
- Salben
- Tinkturen
- Inhalieraerosole
- Lokalanästhetika
- Augentropfen.

Diese Substanzen werden auf Haut oder Schleimhaut aufgetragen, inhaliert oder injiziert, um an Ort und Stelle resorbiert und wirksam zu werden.

Vorteile:
- Weniger systemische (generalisierte) Nebenwirkungen
- Wirksame Konzentration am Ort der Applikation
- Große therapeutische Breite.

Die therapeutische Breite eines Medikaments ist der Dosierungsabstand zwischen wirksamer und giftiger Arzneimittelkonzentration.

Nachteile: Allergiegefahr (insbes. Antibiotika).

■ Bei lokaler Applikation wenig systemische Nebenwirkung, aber relativ hohe Allergisierungsrate.

4.1.2 Enterale Applikation

Die häufigste Applikationsart ist die enterale Gabe eines Medikamentes, bei der die Arznei über den Magen-Darm-Trakt aufgenommen wird. Hierbei unterscheidet man die orale von der rektalen Applikation.

Orale Applikation

Verabreichung von Medikamenten über den **Mund** (per os, oral). Die Resorption erfolgt über Magen- und Darmschleimhaut, in geringem Maße auch im Mund und in der Speiseröhre. Nach Resorption über die Schleimhäute gelangt der Wirkstoff in die Blutbahn und damit über den Blutkreislauf an den Wirkort. Damit verbunden ist ein relativ langsamer Wirkungseintritt.

Beispiele:
- Tabletten
- Säfte
- Tropfen
- Sprays.

Vorteile:
- Für den Patienten leicht zu dosieren
- Einnahme zu Hause möglich.

Nachteile:
- Teilweise Zersetzung im Magen-Darm-Trakt
- Wirkungsabschwächung durch First-Pass-Effekt.

First-Pass-Effekt

Der First-Pass-Effekt beschreibt den **Wirkverlust** enteral verabreichter Arzneien durch die erste Leberpassage. Nach Resorption im Magen-Darm-Trakt wird das im Blut befindliche Arzneimittel über die Pfortader durch die Leber geschleust, in der einige Stoffe teilweise abgebaut werden oder chemischen Veränderungen unterliegen. Die veränderte Arznei besitzt dann nicht mehr ihre ursprüngliche Wirksamkeit.

■ Der First-Pass-Effekt beschreibt den Wirkverlust von Arzneistoffen durch die erste Leberpassage.

Rektale Applikation

Verabreichung von Medikamenten durch den **Anus.** Resorptionsort ist die Schleimhaut des Enddarms. Dort applizierte **Zäpfchen** (Suppositorien) geben ihre Wirkstoffe in die Blutbahn ab.

Aus anatomischen Gründen fließt das venöse Blutsystem der Anal- und unteren Rektumschleimhaut aber nicht über die Leber ab, so dass rektal applizierte Wirkstoffe nicht durch den First-Pass-Effekt der Leber vorzeitig in ihrer Wirksamkeit geschwächt werden.

■ Die rektale Applikation eines Arzneimittels verhindert den First-Pass-Effekt.

Beispiel: Zäpfchen (Suppositorien).

Vorteile:
- Geeignet für Säuglinge und Kleinkinder
- Geeignet bei Neigung zum Erbrechen.

Nachteil: Oft nur unvollständige Resorption.

■ Die rektale Applikation ist eine häufige Applikationsform bei Säuglingen und Kleinkindern.

4.1.3 Parenterale Applikation

Unter einer parenteralen Applikation versteht man die systemische Gabe der Substanz unter Umgehung des Verdauungstraktes.

Beispiele:
- Intravenös (i.v.)
- Intraarteriell (i.a.)
- Intrathekal (i.t.)

- Intrakutan (i.c.)
- Subkutan (s.c.).

Intravenöse Injektion (i.v.)

Injektion der Arznei direkt in eine **Vene** über Venenverweilkanülen (Braunüle®), Einmalkanülen oder Einmalspritzen.

Vorteile:
- Schnelle Verteilung
- Schneller Wirkungseintritt
- Hohe Verfügbarkeit des Medikaments.

Nachteile:
- Erhöhte Belastung des Patienten
- Erhöhte Nebenwirkungsgefahr.

Applikationsorte:
- Am Handrücken und Unterarm (Venenverweilkanülen)
- In der Ellenbeuge (einmalige Injektion).

■ Bei intravenöser Medikamentengabe schneller Wirkungseintritt.

Intravenöse Injektion über zentralvenöse Zugänge

Ein Spezialfall der intravenösen Injektion ist die zentralvenöse Injektion. In diesem Fall wird das Medikament über einen liegenden Katheter in die obere **Hohlvene** appliziert. Die Punktionsstelle liegt am Hals, unter dem Schlüsselbein oder in der Ellenbeuge. Von dort wird ein feiner Katheter so weit vorgeschoben, bis er in der oberen Hohlvene (V. cava superior) kurz vor dem Herzen liegt.

Punktionssorte:
- Unter dem Schlüsselbein (V. subclavia)
- Seitlich am Hals (V. jugularis)
- In der Ellenbeuge (V. basilica).

Vorteile zentralvenöser Zugänge:
- Gabe von Substanzen, die für periphere Venen unverträglich sind (hochkalorische Lösungen, Kalium)
- Geringere Infektionsneigung als periphere Zugänge
- Längere Liegedauer als periphere Zugänge.

Damit ist die zentralvenöse Applikation von Medikamenten insbesondere bei längerer Infusionstherapie angezeigt.

Nachteile zentralvenöser Zugänge:
- Erhöhter Aufwand durch streng sterile Arbeitsbedingungen
- Gefahr des Pneumothorax
- Gefahr des Infusionsthorax
- Gefahr der Punktion arterieller Gefäße
- Blutungsgefahr
- Infektionsgefahr.

Intraarterielle Injektion (i.a.)

Injektion einer Arznei in die **Arterie.** Diese Applikationsart findet wegen der seltenen Indikation und großen Nebenwirkungsgefahr relativ selten Anwendung (z. B. Gefäßdarstellungen in der Radiologie).

Intrathekale Injektion (i.t.)

Injektion des Arzneistoffes in den **Liquorraum**. Dieses Verfahren findet z. B. Anwendung bei der Therapie von bösartigen Erkrankungen des hämatologischen oder lymphatischen Systems, bei denen das ZNS betroffen ist (Leukämien).

Intramuskuläre Injektion (i.m.)

Injektion der Arznei in den **Muskel**. Nach der intravenösen Medikamentengabe ist dies die häufigste parenterale Applikationsart. Der Wirkungseintritt erfolgt langsam.

Applikationsorte:
- Bauchmuskel
- Gesäß (Gefahr der Nervus Ischiadicus-Verletzung)
- Oberarm.

Indikation: Langsamer Wirkungseintritt erwünscht.

Vor jeder i.m.-Applikation muss nach dem Einstechen aspiriert (angesaugt) werden, um sicherzustellen, dass kein Gefäß getroffen ist. Bei starken Schmerzen während der Injektion muss die Injektion unterbrochen werden (Gefahr der Nervenpunktion).

■ Bei jeder i.m.-Injektion nach dem Einstich aspirieren.

Subkutane Injektion (s.c.)

Injektion der Arznei unter die Haut. Der Wirkungseintritt erfolgt noch langsamer als bei intramuskulärer Injektion, dadurch ist auch die Wirkungsdauer verlängert.

Applikationsorte:
- Bauchhaut
- Oberschenkel, Oberarm.

Indikationen:
- Wasserlösliche Präparate
- Heparinisierung
- Insulintherapie.

Applikationsart	Applikationsort	Besonderheiten	Anwendungsbeispiele
Oral	Mund	Bequem für Patienten, Einnahme zu Hause möglich, häufigste Applikationsart	Tabletten, Lösungen, Säfte, Dragees
Rektal	Anus	Umgehung des First-Pass-Effektes, für Säuglinge geeignet	Zäpfchen, besonders bei Säuglingen
Intravenös (i.v.)	Vene	Schneller Wirkeintritt, exakte Dosierung, 100% Bioverfügbarkeit	Infusionen, Medikamentengabe im Notfall
Intraarteriell (i.a.)	Arterie	Direkte Verteilung ins arterielle System, hohe Komplikationsrate	Kontrastmitteldarstellung des arteriellen Systems
Intrathekal (i.t.)	Liquor	Direkte Gabe an den Wirkort	Chemotherapie bei Befall der Hirnhäute (z. B. Leukämien)
Intramuskulär (i.m.)	Muskel	Langsamer, gleichmäßiger Wirkeintritt (Aspiration vor Injektion!)	Impfungen
Epikutan (e.c.)	Haut	–	Lokalbehandlung von Hauterkrankungen mit Salben, Pasten
Subcutan (s.c.)	unter die Haut	Langsamer Wirkeintritt, lange Wirkdauer	Thromboseprophylaxe mit Heparin, Insulintherapie
Intracutan (i.c.)	in die Haut	–	Allergietest (Prick-Test)
Intraarticulär	Gelenk	Direkte Gabe an den Wirkort, erhöhte Infektionsgefahr	Knorpelaufbauende Injektionen
Intraperitoneal	Bauchhöhle	Direkte Gabe an den Wirkort	Chemotherapie bei Befall des Bauchfells (Peritonealkarzinose)
Intracardial	Herz	Direkte Gabe an den Wirkort, nur im äußersten Notfall	Reanimationen (umstrittene, seltene Injektionsart)

Tab. 2: Applikationsarten von Arzneimitteln

Intrakutane Injektion (i.c.)

Injektion der Arznei in die **Hautschicht.** Seltene Applikationsform.

Indikation: Allergietests.

Andere Applikationsarten

Außer den o.g. Anwendungsformen gibt es noch weitere Applikationsformen, die bei bestimmten Indikationen eingesetzt werden:
- Intraartikulär (in ein Gelenk)
- Intraperitoneal (in die Bauchhöhle)
- Intrakardial (in das Herz).

Prinzipiell ist immer die Gefahr der Verwechslung eines Medikaments gegeben. Deshalb wird zu jeder aufgezogenen Spritze die leere Ampulle beigelegt.

■ Den Inhalt jeder aufgezogenen Spritze kenntlich machen. Unbeschriftete Spritzen verwerfen.

4.2 Resorption

Resorption ist die **Aufnahme** eines Stoffes von der Körperoberfläche (Haut- oder Schleimhaut) in die Blutbahn. Eine ausreichende Resorption ist unabdingbare Voraussetzung für Transport und Wirksamkeit eines jeden applizierten Arzneimittels.

4.2.1 Resorptionsmechanismen

Die Aufnahme eines Arzneistoffes in die Blutbahn kann über mehrere Mechanismen erfolgen:
- Diffusion (am häufigsten)
- Aktiver Transport durch Carrier
- Pinozytose, Phagozytose.

Pinozytose ist das Einschleusen von Flüssigkeiten, Phagozytose das Einschleusen von Festpartikeln in das Zellinnere. Diese lagern sich an die Zellmembran an und gelangen anschließende durch Einstülpung ins Zellinnere.

■ Die Resorption der meisten Arzneimittel erfolgt durch Diffusion.

4.2.2 Veränderung der Resorptionsgeschwindigkeit

Ausmaß und Geschwindigkeit der Resorption sind von vielen Faktoren abhängig und können zum Teil nach Bedarf durch verschiedene Faktoren gesteuert werden. Bei vielen Behandlungsschemata wie z.B. Blutdruckeinstellungen sind eine kontinuierliche Resorption und damit ein kontinuierlicher Wirkeintritt erwünscht.

Einflussgrößen der Resorptionsgeschwindigkeit:
- Arzneiform (z.B. Verzögerung der Wirkstofffreigabe bei Dragees durch Umhüllung des Arzneistoffes mit einem schwer löslichen Überzug)
- Dosierung (höhere Dosierung bedingt verstärkte Resorption)
- Teilchengröße (kleine Teilchen beschleunigen die Resorption)
- Löslichkeit
- Größe und Durchblutung des resorbierenden Bezirks; eine bessere Durchblutung bedingt eine schnellere Resorption.

■ Die Resorption eines Arzneimittels kann durch mehrere Mechanismen verzögert oder beschleunigt werden.

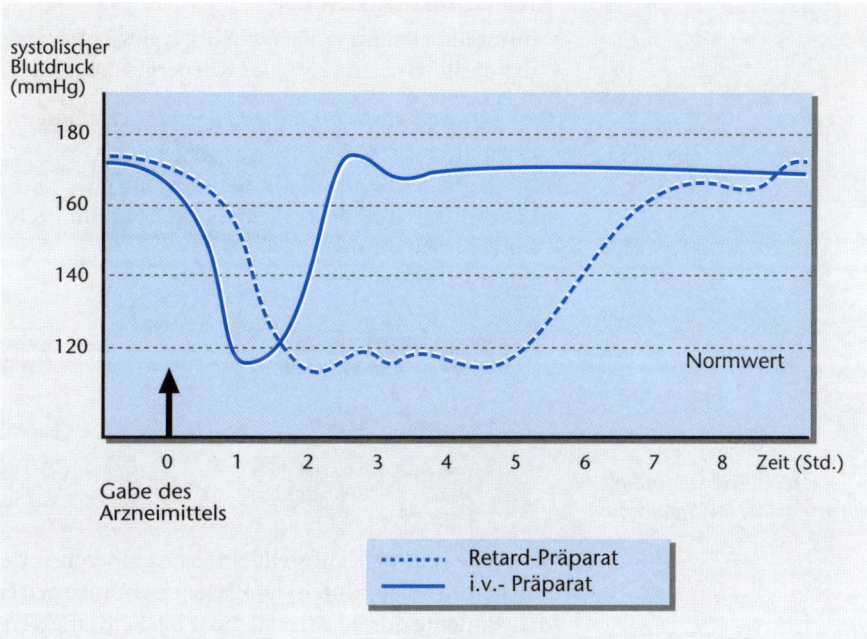

Abb. 5: Blutdruckverlauf bei Gabe eines Retard-Dragees im Vergleich zur wässrigen Lösung (Resorptionsverzögerung)

4.3 Verteilung

Unter Verteilung versteht man den **Transport** einer Substanz von einem Körperteil in einen anderen. Die Verteilung der Arzneimittel im Organismus ist wie die Resorption von mehreren Faktoren abhängig:

- Arzneiform
- Art und Ort der Applikation
- Organ- und Gewebedurchblutung
- Substanzgröße (Molare Masse)
- Endothelbeschaffenheit
- Eiweißbindungsfähigkeit.

Organ	Durchblutung (ml/min)
Leber	1300
Niere	1200
Herz	250
Gehirn	800
Haut	500
Skelettmuskulatur	1200

Tab. 3: Organdurchblutung beim Erwachsenen

4.3.1 Verteilungsräume (Kompartimente) im Organismus

Ein Arzneistoff wird nach seiner Gabe (Applikation) über verschiedene Transportmittel in die entsprechenden Verteilungsräume (Kompartimente) des Organismus befördert. Wichtigstes Transportmittel ist das Blut, das die Pharmaka an ihren Bestimmungsort bringt. Abhängig von Applikationsart und chemischen Eigenschaften der Arznei werden die Verteilungsräume des Körpers mehr oder weniger vollständig erreicht.

Verteilungsräume des Körpers:
- Intrazellulärraum (75% des Körpergewichts)
- Extrazellulärraum (25% des Körpergewichts).

Zum Extrazellulärraum zählen folgende Verteilungsräume:
- Plasmawasser (4–5% des Körpergewichts)
- Interstitieller Raum (Zwischenzellraum)
- Liquor (durch Blut-Hirn-Schranke vom Blutkreislauf getrennt)
- Innenohrenlymphe
- Augenkammerwasser.

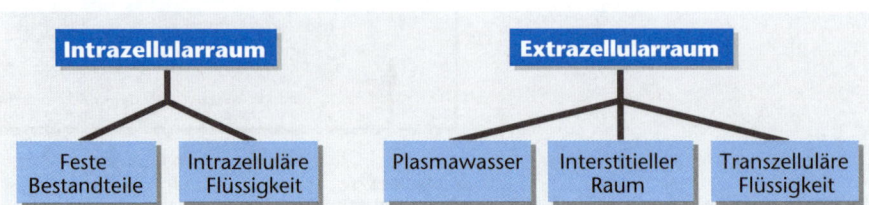

Abb. 6: Verteilungsräume (Kompartimente) im Organismus

Der fötale Blutkreislauf stellt einen besonderen Verteilungsraum dar, da er vom mütterlichen Kreislauf durch die Plazentaschranke getrennt ist. Da die Plazenta für viele Medikamente durchlässig ist, muss bei Schwangeren besonders vorsichtig und zurückhaltend therapiert werden, um den Fötus nicht durch Medikamente zu gefährden.

■ Vorsichtige medikamentöse Therapie bei Schwangeren.

4.3.2 Eiweißbindungsfähigkeit

Die Eiweißbindungsfähigkeit einer Substanz ist ein wesentlicher Faktor für die Verteilung eines Stoffes im Organismus. Der an Plasmaeiweiße gebundene Teil eines Stoffes kann nicht diffundieren und erreicht somit bis auf wenige Ausnahmen auch nicht seinen Wirkort.
Die Plasmaeiweißbindung kann andererseits eine Speicherform darstellen, aus der das Pharmakon in Art eines Fließgleichgewichtes kontinuierlich freigesetzt wird.

4.3.3 Löslichkeit

Die Löslichkeit eines Pharmakons hat ebenfalls großen Einfluss auf die Verteilung im Organismus.

Lipophile Arzneien

Lipophile („fettliebende") Stoffe haben eine gute Fettlöslichkeit. Sie reichern sich sehr gut in Geweben mit hohem Fettgehalt an und können auch leicht in Zellen eindringen, da diese eine Lipiddoppelschicht als Membran haben. Demnach finden sich lipophile Arzneien bevorzugt im Intrazellulärraum.

Hydrophile Arzneien

Hydrophile Stoffe sind „wasserliebend", d.h. in Wasser gut löslich. Solche Stoffe gelangen schlecht durch eine Zellwand und werden aufgrund ihrer Hydrophilie leicht über die Niere ausgeschieden. Der Extrazellulärraum ist also ihr Verteilungsraum.

Amphiphile Arzneien

Amphiphile Stoffe („doppelt liebend") besitzen einen hydrophilen und einen hydrophoben (wasserabstoßenden) Teil. Sie sind daher in der Lage, in beide Verteilungsräume einzudringen.

4.4 Kumulation

Unter Kumulation versteht man die **Konzentrationserhöhung** einer Substanz bei wiederholter Gabe. Zur Kumulation kommt es, wenn mehr Substanz zugeführt als in der gleichen Zeit ausgeschieden wird.

Beispiele:
- Bleieinlagerung im Knochen (sehr langsame Ausscheidung über Jahre)
- Digitoxin (Herzglykosid mit hoher Plasmaeiweißbindung) → schlechte Ausscheidung über die Nieren

4.5 Metabolismus

Einige Stoffe (u. a. alle lipophilen Stoffe) werden nur unzureichend über die Niere ausgeschieden. Solche Substanzen können von Enzymsystemen des Körpers in leicht ausscheidbare Stoffe (hydrophile Stoffe) umgewandelt werden.
Die chemische Umwandlung mit anschließender renaler Ausscheidung findet hauptsächlich in der Leber statt. Im ersten Schritt werden die Fremdstoffe chemisch verändert (oxydiert, reduziert oder hydrolytisch gespalten). In einem zweiten Schritt können sie dann an körpereigene Substanzen gekoppelt und ausgeschieden werden (Umwandlung in hydrophile Substanzen).

4.5.1 Wirkverlust von Medikamenten

Medikamente können durch verschiedene Mechanismen in ihrer Wirksamkeit abgeschwächt werden. Die wichtigsten sind die Enzyminduktion (pharmakokinetische Toleranz) und die pharmakodynamische Toleranz.

Enzyminduktion (pharmakokinetische Toleranzentwicklung)

Durch Enzyminduktion erfolgt ein **schnellerer Abbau** eines Arzneistoffes. Einige Pharmaka regen die vermehrte Bildung von Leberenzymen an, die dann die Abbaukapazität der Leber erheblich erhöhen. Folge ist die Verkürzung der Halbwertzeit einiger Substanzen.

Beispiele enzyminduzierender Pharmaka:
- Antibiotika, z. B. Rifa®
- Antirheumatika, z. B. Butazolidin®
- Antiepileptika, z. B. Zentropil®, Phenhydan®
- Barbiturate, z. B. Neodorm®
- Orale Antidiabetika, z. B. Rastinon®.

Ein weiterer Nebeneffekt ist die Gefahr der **Wirkungsabschwächung** anderer parallel gegebener Pharmaka. So kann sich beispielsweise die Wirkung der sog. „Pille" bei gleichzeitiger Gabe von Enzyminduktoren abschwächen.

Pharmakodynamische Toleranz

Die Ursache der Wirkeinbuße bei der pharmakodynamischen Toleranz ist eine Verminderung der Rezeptordichte bzw. der Rezeptorempfindlichkeit. Dadurch reduziert sich die Anzahl der Angriffsorte für die Medikamente mit der Folge der reduzierten Wirkung. Durch Dosisanpassung kann dieser Effekt zu einem Teil kompensiert werden.

4.6 Ausscheidung (Elimination)

Die Kenntnis des Ausscheidungsmechanismus einer Arznei bzw. seiner Abbauprodukte ist von größter Wichtigkeit, um die voraussichtliche Wirkdauer und eventuelle Folgen abzuschätzen. Die Ausscheidung kann erfolgen über:

- Niere (renal)
- Stuhl und Galle (fäkal und biliär)
- Atemluft (pulmonal).

4.6.1 Ausscheidung über die Niere (renale Elimination)

Die Ausscheidung über die Nieren ist die wichtigste Eliminationsform. Über die Niere werden vorzugsweise hydrophile Substanzen ausgeschieden. Klinisch wichtig ist die Beachtung der erhöhten und verlängerten Wirkdauer von Pharmaka bei eingeschränkter Nierenfunktion (Niereninsuffizienz).

■ Wichtigstes Ausscheidungsorgan für Arzneimittel sind die Nieren.

4.6.2 Ausscheidung über Stuhl und Galle (Fäkale und biliäre Elimination)

Die Ausscheidung mit dem Stuhl erfolgt meist nach Transport des Pharmakons über die Gallenwege in das Darmlumen (biliär). Eine echte Ausscheidung über die Darmwand in das Darmlumen ist selten. Einige Medikamente unterliegen einer erneuten Resorption aus dem Darmlumen nach biliärer Ausscheidung, dem sog. entero-hepatischen-Kreislauf (u.a. Antibiotika). Die endgültige Ausscheidung erfolgt nach weiterführender chemischer Umwandlung und renaler Elimination.

4.6.3 Ausscheidung über die Atemluft (Pulmonale Elimination)

Die Abatmung einiger Pharmaka über die Lunge erfolgt aufgrund von Konzentrationsunterschieden zwischen Blut und Atemluft. Es handelt sich hierbei um einen typischen Diffusionsvorgang. Über die Lunge werden hauptsächlich Narkotika wie beispielsweise Lachgas und Halothan abgeatmet.

■ Narkosegase werden hauptsächlich über pulmonale Elimination ausgeschieden.

5 Pharmakodynamik

Die Pharmakodynamik befasst sich mit den **Wirkungen,** die ein Arzneimittel im Organismus auslöst. Dabei geht es um:
- Art der Wirkung
- Ort der Wirkung
- Wirkstärke
- Wirkmechanismus.

Die meisten Arzneimittelwirkungen lassen sich auf wenige Wirkmechanismen zurückführen.

Grundlegende Wirkmechanismen:
- Zusammenwirken mit spezifischen Rezeptoren (Rezeptortheorie)
- Beeinflussung von Ionenkanälen (Öffnen oder Blockieren)
- Beeinflussung von Transportsystemen (Carrier)
- Hemmung oder Aktivierung von Enzymen
- Störung der Biosynthese in Mikroorganismen.

5.1 Rezeptorvermittelte Arzneimittelwirkungen

Viele Pharmakawirkungen werden auf die Wechselwirkung einer Arznei mit einem Rezeptor, der an der Oberfläche der Zielzelle lokalisiert ist, zurückgeführt. Rezeptoren sind spezifische Moleküle im Organismus, an denen ein Pharmakon angreift und durch Bildung eines Pharmakon-Rezeptor-Komplexes eine Reaktion in der Zelle auslöst (**Schlüssel-Schloss-Prinzip).**

Die Fähigkeit einer Arznei, an dem Rezeptor einen Reiz und damit einen entsprechenden Effekt auszulösen, bezeichnet man als „**Intrinsic Activity".** Die Botschaft des Pharmakons (first messenger) kann an der Zellmembran (second messenger) oder im Inneren der Zelle chemische Veränderungen auslösen. Die Intrinsic Activity ist also ein Maß für den pharmakologischen Effekt, den eine Substanz auslöst.

■ **Viele Pharmaka wirken über die Bildung eines Pharmakon-Rezeptor-Komplexes.**

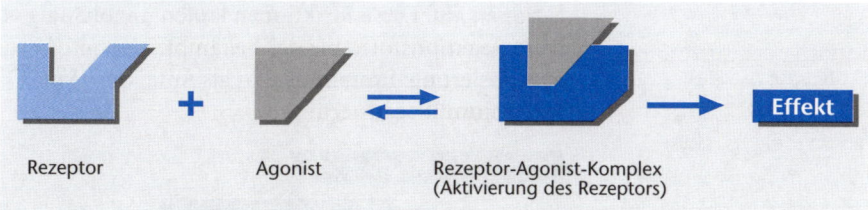

Abb. 7: Pharmakon-Rezeptor-Reaktion (Prinzip am Beispiel eines Agonisten)

Rezeptor Agonist Rezeptor-Agonist-Komplex (Aktivierung des Rezeptors) Effekt

5.1.1 Agonismus

Wenn ein Pharmakon auf einen Rezeptor passt und ihn erregt, also eine Intrinsic Activity besitzt, so spricht man von Agonismus.

5.1.2 Antagonismus

Antagonisten sind Substanzen, die einen Effekt ganz aufheben oder abschwächen. Antagonistisch wirkende Arzneimittel heben sich in ihrer Wirkung auf. Es gibt verschiedene Arten des Antagonismus:
- Kompetitiver Antagonismus
- Nicht-kompetitiver Antagonismus
- Funktioneller Antagonismus
- Chemischer Antagonismus.

Kompetitiver Antagonismus

Kompetitive Antagonisten lagern sich an Rezeptoren an, ohne diese zu erregen. Sie besitzen also keine Intrinsic Activity, sondern **blockieren** lediglich die Rezeptoren. Da gleichzeitig Agonisten um den Platz am Rezeptor konkurrieren, ist die Wirkung der Antagonisten von der Anzahl der mitkonkurrierenden Agonisten abhängig. Eine große Zahl von Agonisten kann die Wirkung der Antagonisten wieder aufheben.

■ Beim kompetitiven Antagonismus konkurrieren Antagonist und Agonist um den Rezeptor.

Nicht-kompetitiver Antagonismus

Im Gegensatz zur kompetitiven Hemmung spielt das Verhältnis Agonist zu Antagonist in diesem Fall keine Rolle. Auch große Mengen an Agonisten vermögen nicht die Wirkungen des Antagonisten aufzuheben. Der Antagonist verändert z.B. die chemische Struktur des Rezeptors, so dass der Agonist nicht mehr auf diesen passt.

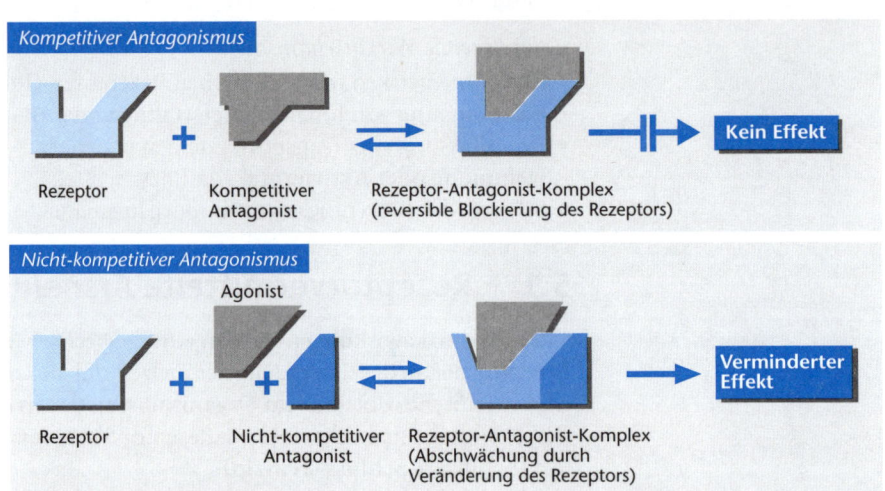

Abb. 8: Kompetitiver und nicht-kompetitiver Antagonismus.

Funktioneller Antagonismus

Ein funktioneller Antagonist löst am selben Organ, aber an einem anderen Wirkort seinen Effekt aus, der dem des Agonisten entgegenläuft.

Chemischer Antagonismus

Chemische Antagonisten heben die Wirksamkeit des Agonisten durch chemische Reaktionen auf. Diese Reaktionen laufen unabhängig von Rezeptoren ab. Wichtig ist diese Reaktionsform bei der Bekämpfung von Überdosierungen (z.B. bei Heparinüberdosierung: Protaminsulfat als Antagonist) und Vergiftungen (z.B. Narcanti® bei Morphiumüberdosierung).

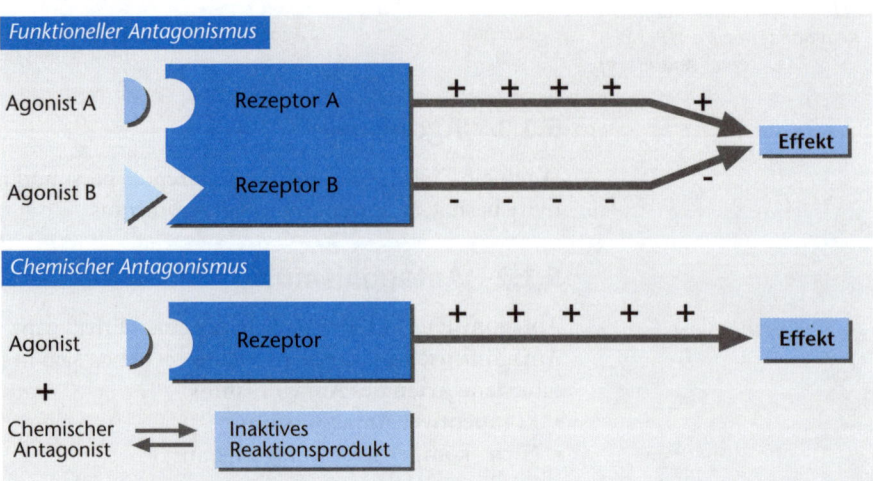

Abb. 9: Funktioneller und chemischer Antagonismus

5.2 Andere Wirkmechanismen von Arzneimitteln

Neben der häufigen Interaktion mit Rezeptoren gibt es noch weitere Mechanismen, über die ein Arzneimittel in die physiologischen Abläufe eines Organismus eingreifen kann:
- Beeinflussung von Transportsystemen: z.B. Blockade von Ionenkanälen oder Beeinflussung von Trägerstoffen (Carriern)
- Beeinflussung von Enzymen: Hemmung oder Aktivierung von Enzymen
- Beeinflussung von Mikroorganismen: z.B. Störung der Zellwandsynthese von Bakterien (Antibiotika).

Wirkmechanismus	Beispiele
Angriff am Rezeptor	Sympathomimetika, β-Blocker, Muskelrelaxanzien
Beeinflussung von Ionenkanälen	Lokalanästhetika (Blockade von Natriumkanälen)
Beeinflussung von Transportprozessen und Carriern	Diuretika, Antidepressiva
Beeinflussung von Enzymen	Aspirin (Prostaglandinsynthesehemmung), ACE-Hemmer
Beeinflussung von Mikroorganismen	Antibiotika (Hemmung der Zellwandsynthese von Bakterien)

Tab. 4: Wirkmechanismen von Arzneimitteln

5.3 Wechselwirkungen zwischen Arzneimitteln

Zwischen vielen Arzneimitteln gibt es erwünschte oder unerwünschte Wechselwirkungen, die vor einer Kombination der Stoffe bedacht werden müssen.

5.3.1 Synergismus

Synergismus bezeichnet die gegenseitige (gewünschte oder unerwünschte) **Wirkungsverstärkung** zweier oder mehrerer Medikamente.

Beispiele:
- Alkohol und Schlafmittel (unerwünscht)
- Bactrim®, Kombination von Trimethoprim + Sulfonamid bei Harnwegsinfekten (gewünscht).

5.3.2 Addition

Addition bezeichnet die Summation der Einzeleffekte zweier oder mehrerer Wirkstoffe.

5.3.3 Potenzierung

Eine Potenzierung liegt dann vor, wenn die Gesamtwirkstärke miteinander kombinierter Arzneien die Summation der Einzeleffekte übersteigt. Da Dosis und Wirkung nicht immer linear voneinander abhängen, d.h. doppelte Dosis nicht gleich doppelte Wirkung ist, kann eine zuverlässige Aussage über die Wirksamkeit einzelner oder miteinander kombinierter Arzneien nur anhand der sog. Dosis-Wirkungs-Kurve gemacht werden. Aus der Dosis-Wirkungs-Kurve wird die Abhängigkeit der Wirksamkeit von der Dosierung ersichtlich. Eine Potenzierung ist insgesamt selten.

5.4 Mengenbezeichnungen

Die Mengenbezeichnungen in der Arzneimittellehre werden in internationalen SI-Einheiten festgeschrieben. Die gebräuchlichste SI-Einheit in der Pharmakologie ist das Kilogramm (kg) für die Masse.

Oft werden Mengenbezeichnungen auch in internationalen Einheiten (I.E.) angegeben (z. B. Heparin oder Insulin). Hier müssen die Herstellungsbedingungen mit Mengenverhältnissen festgeschrieben und jederzeit reproduzierbar sein.

5.5 Dosierung

Für eine sinnvolle medikamentöse Therapie ist die richtige Dosierung unabdingbare Voraussetzung. Eine adäquate Dosierung muss den gewünschten Effekt erzielen, ohne dass toxische (durch Überdosierung verursachte) Nebenwirkungen auftreten.

5.5.1 Initial- und Erhaltungsdosis

Bei medikamentösen Therapien, die möglichst schnell wirksam werden sollen, gibt man zu Beginn der Behandlung eine relativ hohe Initialdosis (priming dose). Danach kann mit kontinuierlicher Gabe von kleineren Erhaltungsdosen ein konstanter, therapeutisch wirksamer Blutspiegel aufrechterhalten werden.

■ **Die Gabe einer höheren Initialdosis ist vor allem bei erwünschtem schnellen Wirkeintritt angezeigt.**

5.5.2 Dosierungsintervall

Das Dosierungsintervall ist die Zeit zwischen zwei Applikationen. Das Dosierungsintervall hängt von der Halbwertzeit des Arzneistoffes ab.

5.5.3 Dosis-Wirkungs-Beziehung

Eine wichtige Größe einer Substanz ist die Beziehung zwischen der Dosis (Konzentration) und der pharmakologischen Wirkung im Organismus. Um eine standardisierte Dosis-Wirkungs-Beziehung aufstellen zu können, wird eine Dosis- Wirkungs-Kurve erstellt. Zum Erstellen dieser Kurve gibt es zwei Möglichkeiten:

• An einer größeren Patientenzahl wird die Häufigkeit des erwünschten Effekts in Abhängigkeit der Konzentration gemessen (wie viele Patienten sind betroffen?)
• An einem Individuum wird die Wirkstärke in Abhängigkeit von der Konzentration gemessen (wie stark ist das Individuum betroffen?).

Die Ermittlung der Dosis-Wirkungs-Beziehung am größeren Patientenkollektiv ist die gängigste Methode für die klinische Phase einer Arzneimittelprüfung. Hieraus werden die Erkenntnisse für die Dosierungsempfehlungen gewonnen.

Die Dosis-Wirkungs-Beziehung am Einzelindividuum ist Folge des Massenwirkungsgesetzes, bei dem höhere Konzentrationen über die Besetzung mehrerer Rezeptoren eine erhöhte Wirkung hervorrufen.

Schwellendosis

Die Schwellendosis ist die kleinste Dosis, bei der ein therapeutischer Effekt sichtbar wird.

ED_{50}

Die ED_{50} (Effektive Dosis) ist die Dosis, bei der 50% der Versuchspersonen die erwünschte Wirkung zeigen bzw. bei der 50% des Maximaleffektes erreicht werden (bezogen auf ein Individuum).

LD_{50}

Die LD_{50} (Letale Dosis) ist die Dosis, bei der 50% der Versuchstiere sterben.

Therapeutische Breite

Die therapeutische Breite eines Medikamentes ist ein Maß für die Sicherheit einer Substanz. Je größer der Dosierungsabstand zwischen therapeutischer und giftiger Wirkung, desto höher ist die therapeutische Breite. Das Maß für die therapeutische Breite ist normalerweise der Quotient aus LD_{50} und ED_{50} (Therapeutischer Quotient, Therapeutischer Index).

■ **Die therapeutische Breite ist ein Maß für die Sicherheit einer Substanz.**

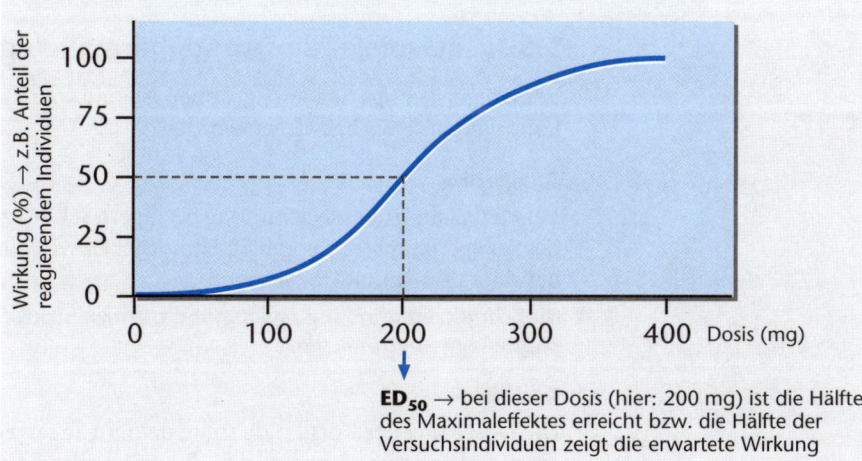

Abb. 10: Dosis-Wirkungs-Kurve (größeres Patientenkollektiv)

ED_{50} → bei dieser Dosis (hier: 200 mg) ist die Hälfte des Maximaleffektes erreicht bzw. die Hälfte der Versuchsindividuen zeigt die erwartete Wirkung

5.5.4 Gewöhnung und Tachyphylaxie

Von Gewöhnung oder Toleranzentwicklung spricht man, wenn nach mehrfacher Gabe eines Medikamentes die Dosis erhöht werden muss, um den gleichen Effekt zu erzielen. Ursache können die Toleranzentwicklung und die Tachyphylaxie sein.

Toleranzentwicklung

Bei der pharmakokinetischen Toleranzentwicklung erfolgt durch Enzyminduktion ein schneller Abbau der Arzneistoffe, während bei der pharmakodynamischen Toleranz eine Verminderung der Rezeptordichte bzw. der Rezeptorempfindlichkeit vorliegt.

Beispiele: Nitrate (verminderter Metabolismus).

Tachyphylaxie

Eine Tachyphylaxie ist eine Sonderform der Toleranzentwicklung. Bei der Tachyphylaxie kommt es innerhalb kurzer Zeit nach wiederholter Gabe eines Arzneistoffes zu einem Wirkverlust, wobei nach Absetzen oder kurzer Therapiepause die Wirkung wieder normal auslösbar ist.

Beispiele: Ephedrin (Leeren der Noradrenalinspeicher).

5.6 Chronopharmakologie

Die Chronopharmakologie ist eine relativ neue Wissenschaft. Sie untersucht den Einfluss des **Einnahmezeitpunktes** auf die Wirkung eines Arzneimittels (Biorhythmik der Arzneimittelwirkungen).

Die im Organismus ablaufenden Vorgänge unterliegen alle einem genetisch determinierten biologischen Rhythmus. Man kennt Jahresrhythmen, Monatsrhythmen, jahreszeitliche Rhythmen und den Tag/Nacht-Rhythmus. Für den Menschen spielt vor allem der zirkadiane Rhythmus (Tag-Nacht-Rhythmus, 24-Stunden-Rhythmus) eine entscheidende Rolle.

Im zirkadianen Rhythmus ändert sich nicht nur das körperliche Empfinden eines Menschen, sondern auch messbare Werte wie Körpertemperatur, Herzfrequenz, Blutdruck, Lungen- und Nierenfunktion und die Konzentration vieler Blutbestandteile wie z. B. Glukose oder Kortikoide. Auch bestimmte Erkrankungen treten zu bestimmten Tageszeiten gehäuft auf, z. B. Herzinfarkte am späten Vormittag oder Asthmaanfälle gegen 4–5 Uhr morgens.

Ebenso wurde nachgewiesen, dass bestimmte Arzneimittel zu bestimmten Einnahmezeitpunkten eine bessere bzw. schlechtere Wirkung haben.

■ **Die Chronopharmakologie untersucht den Einfluss des Einnahmezeitpunktes auf die Wirkung eines Arzneimittels.**

5.6.1 Beispiele für chronopharmakologische Befunde

Für einige wichtige Substanzgruppen ist eine vom Tageszeitpunkt abhängige Wirkung eindeutig nachgewiesen worden.

Analgetika

Durch die am frühen Nachmittag geringere Schmerzempfindung ist die Wirkung eines Analgetikums, das gegen 14 Uhr gegeben wird, um fast das Doppelte erhöht als bei einer Gabe um 8 Uhr morgens.

■ **Die Schmerzempfindung und damit die Wirksamkeit von Analgetika weisen eine ausgeprägte Tagesrhythmik auf.**

Kortikoide

Die Dosierung der Kortikoide sollte dem im Tagesverlauf stark schwankenden Kortisolspiegel angepasst werden, um eine möglichst geringe Nebenwirkungsrate zu erzielen.

Zytostatika

Die Anpassung der Zytostatika an den zirkadianen Rhythmus scheint in ersten Studien die Heilungsquote zu verbessern und vor allem die toxischen Nebenwirkungen deutlich zu verringern.

■ **Die Anpassung der Zytostatikagabe an den zirkadianen Rhythmus scheint die Wirksamkeit zu verbessern.**

6 Unerwünschte Arzneimittelwirkungen

Bei fast allen Arzneimitteln muss neben der **erwünschten** Hauptwirkung mit **unerwünschten** Nebenwirkungen gerechnet werden. Eine spezifische Wirkung eines Pharmakons auf eine einzige gestörte Körperfunktion ohne Beeinflussung der übrigen Körperfunktionen ist praktisch nicht möglich.

Daher muss bei allen medikamentösen Therapien sorgfältig das mögliche Risiko durch die Nebenwirkungen mit dem voraussichtlichen therapeutischen Erfolg abgewogen werden.

■ Ein Arzneimittel ohne jede Nebenwirkung hat in der Regel auch keine Hauptwirkung.

6.1 Toxische Nebenwirkungen

Toxische Nebenwirkungen treten spezifisch bei bestimmten Arzneimitteln auf und sind von der verabreichten Dosis abhängig. Die Substanz wirkt praktisch als „Gift„ im Körper und schädigt bestimmte Organe oder Gewebe. In Abhängigkeit von der Dosis wirkt praktisch jedes Arzneimittel toxisch.

■ Toxische Nebenwirkungen sind dosisabhängig und stoffspezifisch. „Nur die Dosis macht das Gift".

Beispiele:
- Digitalis: Gelbsehen, Übelkeit, Brechreiz
- Streptomycin: Schädigung des Innenohrs bis zur Taubheit.

6.2 Allergische Reaktionen

Allergische Reaktionen gehören zu den häufigsten Nebenwirkungen von Arzneimitteln. Sie kommen bei manchen Stoffgruppen wie z.B. Antibiotika gehäuft vor. Allergische Reaktionen sind dosisunabhängig.

Die Reaktionen können dabei vom völlig harmlosen **Hautausschlag** mit Juckreiz bis zum tödlichen anaphylaktischen **Schock** verlaufen. Da bestimmte Stoffgruppen und bestimmte Individuen (mit allergischer Vorgeschichte) bevorzugt betroffen sind, können entsprechende Vorsichts- und Überwachungsmaßnahmen sowie eine strenge Indikationsstellung die Folgen mildern.

Beispiele:
- Exanthem, Juckreiz und Quaddelbildung nach Penicillineinnahme
- Knochenmarksschädigungen durch Metamizol (z.B. Novalgin®).

■ Allergische Reaktionen treten gehäuft bei Einnahme von Antibiotika auf.

Da ein anaphylaktischer Schock jedoch im Prinzip bei jedem Medikament auftreten kann, sollten beim Umgang mit Pharmaka die elementaren Behandlungsrichtlinien bei einer unerwarteten Unverträglichkeitsreaktion bekannt sein.

Leitsymptome:
- Roter, juckender Ausschlag mit Bläschenbildung (Urtikaria)
- Atemnot, Herzrasen
- Blutdruckabfall
- Angstgefühl.

Grundsätzliches Vorgehen:
- Unterbrechung von Injektion oder Infusion
- Arzt rufen
- Gabe entsprechender Medikamente wie Kortikoide (z.B. Urbason®), Antihistaminika (z.B. Tavegil®), Adrenalin (z.B. Suprarenin®).

6.3 Sekundäre Nebenwirkungen

Sekundäre Nebenwirkungen sind Nebenwirkungen, die durch die Hauptwirkung an nicht erkrankten Geweben entstehen. Sekundäre Nebenwirkungen kommen praktisch immer vor.

Beispiele:
- Zerstörung der Bakterienflora des Darmes durch Antibiotika mit Durchfällen und Magen-Darm-Beschwerden
- Zerstörung der schnell wachsenden Gewebe durch Zytostatika (z.B. mit Haarausfall).

6.4 Nebenwirkungen während der Schwangerschaft

Während der Schwangerschaft muss die Einnahme von Medikamenten wegen der möglichen Schädigung des Embryos oder Föten mit besonders sorgfältiger Indikationsstellung erfolgen. Die meisten Arzneimittel können die Plazenta passieren und die besonders empfindlichen kindlichen Zellen schädigen.

■ Die Plazenta ist für die meisten Arzneimittel durchlässig.

Die Entwicklung der Frucht kann in praktisch allen Stadien beeinflusst werden. Bei Schädigungen vor Ablauf der 12. Woche spricht man von Embryopathien, danach von Fetopathien. Die Folgen für das Ungeborene sind vom Zeitpunkt der einwirkenden Noxe abhängig. Für die Art der Schädigung ist der Zeitpunkt der Einwirkung wichtiger als die Art der Einwirkung.

■ Der Zeitpunkt der schädlichen Einwirkung ist für die Art der Schädigung entscheidend.

6.4.1 Blastopathien

Unter Blastopathien versteht man die Schädigung der befruchteten Eizelle auf dem Weg vom Eileiter bis zur Einnistung in die Uterusschleimhaut (ca. 8. Schwangerschaftstag). In der Regel führen Schädigungen während der Blastogenese zum frühen **Keimtod.** Kommen die Kinder trotzdem zur Welt, so liegen meist schwere Schäden vor:
- Schwere Missbildungen
- Doppelmissbildungen
- Fehlen ganzer Körperabschnitte.

6.4.2 Embryopathien

Schädigung der Frucht bis zur 12. Woche.

Schädigende Arzneimitel (Beispiele):
- Thalidomid
- Kortison
- Zytostatika
- Hydantoin
- Antiepileptika.

Schäden:
In den ersten 3 Wochen nach der Konzeption verursachen Pharmaka (oder Infektionen) meist einen **Frühabort,** der häufig nicht als solcher erkannt wird, sondern wie eine verspätete Monatsblutung verläuft. Danach treten meist schwere **Missbildungen** auf:
- Fehlbildungen der Extremitäten
- Herzfehler
- Schäden an Auge, Ohr und Hirn.

■ Embryopathien zeigen sich am häufigsten in Missbildungen der Extremitäten.

6.4.3 Fetopathien

Schädigung der Frucht nach der 12. Woche.

Schädigende Arzneimittel (Beispiele):

- Thalidomid
- Kortison
- Zytostatika
- Hydantoin
- Antiepileptika.

Schäden:

Da nach der 12. Woche die Organanlage (Organogenese) abgeschlossen ist, verlaufen Fetopathien in der Regel ohne äußere Missbildungen. Lediglich die Entwicklung von Augen, Gehirn und Geschlechtsorganen kann beeinflusst werden:

- Geistige Behinderung
- Sehschäden
- Fehlende Ausdifferenzierung der Geschlechtsorgane.

■ **Fetopathien verlaufen in der Regel ohne äußere Missbildungen.**

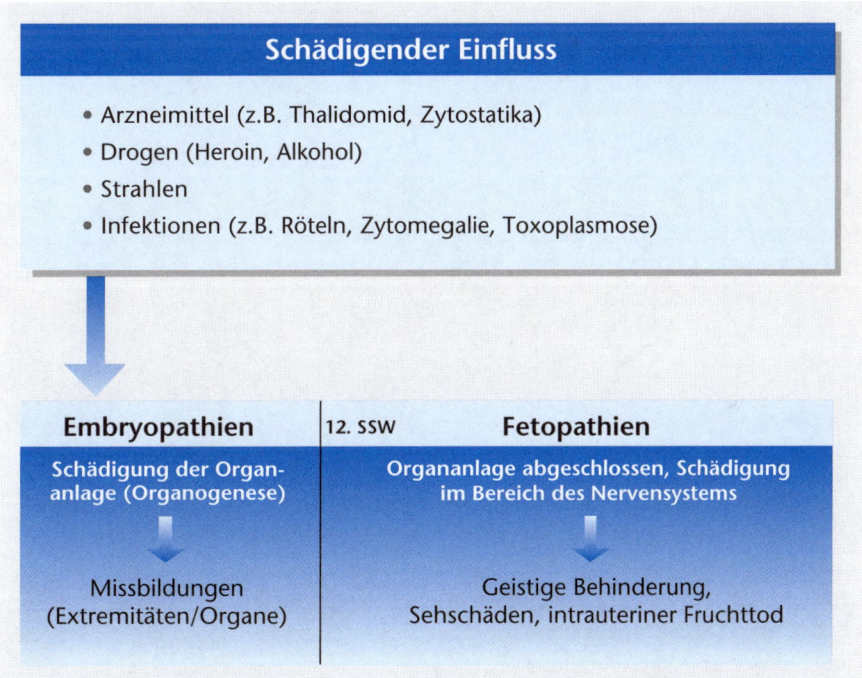

Abb. 11: Embryo- und Fetopathien

6.4.4 Sonstige Nebenwirkungen in der Schwangerschaft

Weitere, neben den Missbildungen auftretende Schäden des Kindes, die durch Medikamenteneinnahme der Schwangerschaft auftreten können, sind:

- Atemstörungen, Entzugserscheinungen durch Opiate (z. B. Drogenabhängige)
- Schädigung des Hörorgans durch Antibiotika (Aminoglykoside, z. B. Streptomycin)
- Zahnverfärbungen durch Tetracycline
- Störungen der Schilddrüsenfunktion durch Thyreostatika.

6.4.5 Arzneimittel in der Stillzeit

Auch in der Stillzeit sollten die meisten Medikamente nicht eingenommen werden, da sie möglicherweise in die **Muttermilch** übergehen und darüber das Neugeborene schädigen können. Die Auswirkungen sind zwar durch die abgeschlossene Kindesentwicklung und die meist niedrigen Dosen nicht so gravierend, trotzdem kann es zu schweren Nebenwirkungen kommen.

Schädliche Arzneimittel (Missbildungen, erhöhte Abortrate)	Unschädliche Arzneimittel (bei therapeutischer Dosierung)
Anabolika Analgetika (opioidhaltige) Antidiabetika (Sulfonylharnstoffe) Antihypertonika (Ca-Antagonisten, ACE-Hemmer) Antibiotika (Aminoglykoside) Antirheumatika (Phenylbutazon) Beruhigungsmittel (Benzodiazepine) Diuretika (Spironolacton, Thiazide) Gichtmittel (Colchicin) Hormone (Androgene, Kortikoide) Immunsuppressiva Thyreostatika Zytostatika	Antazida (außer H_2-Blocker) bestimmte Antibiotika (Amoxicillin, Cephalosporine) bestimmte Analgetika (Paracetamol) Eisenpräparate Laxanzien (Quellstoffe)

Tab. 5: Schädliche und unschädliche Arzneimittel in der Schwangerschaft (Auswahl)

7 Analgetika

Analgetika sind Medikamente zur Bekämpfung des Schmerzes. Schmerz ist ein wichtiges Zeichen einer Erkrankung oder Verletzung von inneren und äußeren Organen. Er erfüllt damit eine Warn- und Schutzfunktion. Schmerzen sind für den Patienten meist quälend und belastend, so dass sie die häufigste Ursache für die Einnahme von Medikamenten sind.

Man unterscheidet zwei Gruppen von Analgetika:
- Opioid-Analgetika (stark wirksame Analgetika)
- Nicht-Opioid-Analgetika (mittel und schwach wirksame Analgetika).

Da der Schmerz nur ein Symptom und kein eigenständiges Krankheitsbild ist, muss immer auch die Ursache geklärt werden. Für viele Patienten, besonders bei chronischen Schmerzen oder Tumorschmerzen im Endstadium, ist eine ausreichende Schmerztherapie die einzige hilfreiche Therapiemaßnahme.

■ Der Schmerz ist kein eigenständiges Krankheitsbild, sondern ein Symptom.

In Einzelfällen können chronische Schmerzen so sehr in den Vordergrund treten und das eigentliche Krankheitsbild verdrängen, dass ein eigenständiges Krankheitssyndrom entsteht (Schmerzsyndrom). Dieses findet man häufig bei chronischen Rücken- oder Migräneschmerzen, bei denen sich keine greifbaren organischen Ursachen finden und behandeln lassen.

7.1 Physiologie des Schmerzes

7.1.1 Schmerzentstehung

Erfolgt eine Gewebeschädigung durch mechanische, chemische, elektrische oder thermische Reize, so kommt es bei Überschreiten eines gewissen Schwellenwertes zur Freisetzung von sogenannten „Schmerz-Überträgerstoffen" (Mediatoren) wie z. B. Histamin, Bradykinin, Prostaglandin oder Serotonin.

Diese **Schmerz-Überträgerstoffe** vermitteln den Schmerz dann durch Erregung der Schmerzrezeptoren, die ihrerseits die Erregung über das Rückenmark ins Gehirn weiterleiten. Dort wird dann die Erregung zur bewussten Empfindung „Schmerz" verarbeitet.

■ Schmerz entsteht durch die Freisetzung von Schmerzstoffen (Mediatoren), die zur Erregung von Schmerzrezeptoren führen.

7.1.2 Schmerzqualitäten

Unterschieden werden **somatische** von **viszeralen** Schmerzen. Die viszeralen Schmerzen sind Eingeweideschmerzen (Galle- oder Harnleiterkoliken, Schmerzen im Magen-Darm-Trakt). Schmerzen von Muskeln, Bindegewebe, Haut etc. werden als somatische Schmerzen bezeichnet. Viszerale Schmerzen werden typischerweise als dumpfe Schmerzen empfunden.

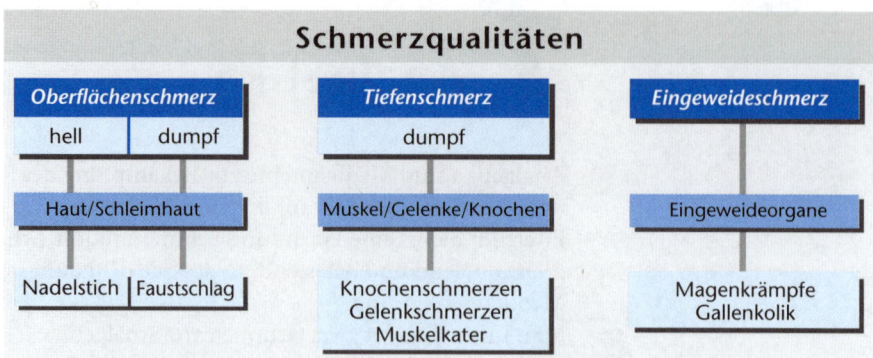

Abb. 12: Schmerzqualitäten

7.1.3 Körpereigenes schmerzhemmendes System

Auch der Organismus selbst ist durch körpereigene Mechanismen in der Lage, die Schmerzempfindung herabzusetzen. Besonders die Stimulation der Opioid-Rezeptoren durch körpereigene Agonisten, die so genannten **Endorphine**, dient der Schmerzdämpfung.

Vor allem in Extremsituationen (Verkehrsunfälle, traumatische Beinamputationen) wird zunächst kein Schmerz wahrgenommen, erst nach Schwinden der Anspannung kehrt die normale Schmerzempfindung wieder.

■ Der Organismus verfügt über ein eigenes schmerzhemmendes System, deren Mittler die Endorphine sind.

7.1.4 Medikamentöse Schmerzlinderung

Analgesie heißt Aufhebung der Schmerzempfindung. Für die medikamentöse Schmerzbeeinflussung stehen folgende Angriffspunkte zur Verfügung:
- Angriff an den peripheren Schmerzrezeptoren
- Hemmung der Erregungsleitung in den Nervenbahnen
- Angriff im ZNS an den zentralen Schmerzrezeptoren
- Beeinflussung des Schmerzerlebnisses.

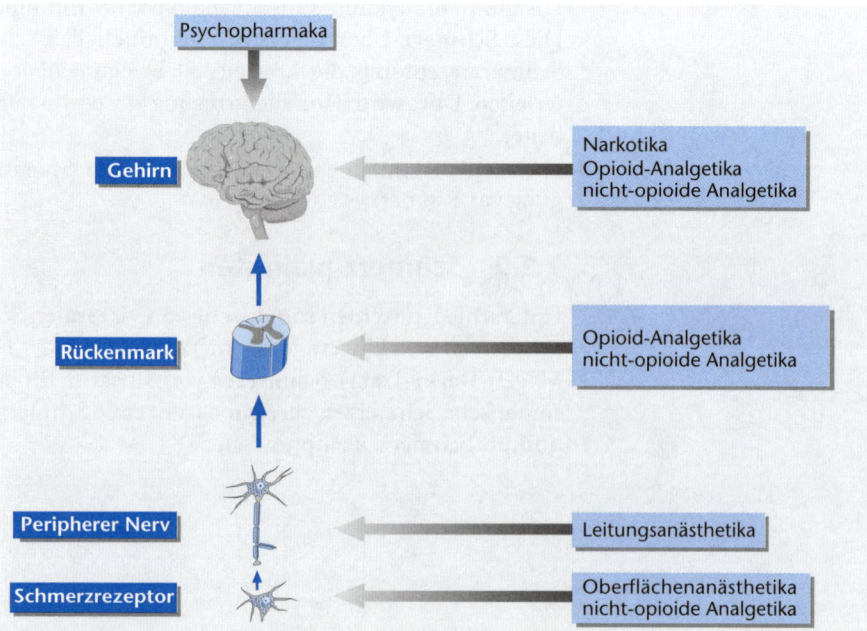

Abb. 13: Medikamentöse Schmerzbeeinflussung

Periphere Schmerzlinderung

Peripher kann der Schmerz vor allem über die Hemmung der Synthese (Neubildung) und Freisetzung von **Prostaglandinen** bekämpft werden. Prostaglandine sind besonders kurzlebige Stoffe, die vor allem für die Vermittlung von Entzündungs- und Schmerzreizen verantwortlich sind. Eine Hemmung der Prostaglandinbildung führt zur Eindämmung von Entzündung und Schmerz. Die Oberflächenanästhesie mit **Lokalanästhetika** lindert vor allem den Schmerz an Schleimhäuten.

■ Prostaglandine sind Überträger des Schmerzes.

Hemmung der Erregungsleitung

Die Hemmung der Erregungsleitung erfolgt vor allem durch **Leitungsanästhetika.**

Zentrale Schmerzlinderung

Vor allem im ZNS gibt es sog. Opiatrezeptoren, die bei der Schmerzvermittlung eine große Rolle spielen. **Opiate** (z.B. Morphin) besetzen die physiologischen Opiatrezeptoren und führen so zur Schmerzlinderung.

■ Zentrale Schmerzlinderung mit Opiaten.

Beeinflussung des Schmerzerlebnisses

Das Schmerzerlebnis kann durch **Psychopharmaka** (Neuroleptika, Antidepressiva) und Opioide beeinflusst werden. Diese Art der Beeinflussung ist vor allem bei der Behandlung schwerkranker Patienten von Bedeutung.

7.1.5 Anwendung der Analgetika

Vor dem Einsatz der Schmerzmittel muss der Schmerztyp und die Schmerzstärke analysiert werden, um das geeignete Analgetikum einsetzen zu können.

Anwendung nicht-opioider Analgetika:
- Entzündliche Schmerzen, Fieber
- Kopf- und Zahnschmerzen, Migräne
- Erkrankungen des rheumatischen Formenkreises.

Anwendung opioider Analgetika:
- Traumatische Schmerzen
- Tumorschmerzen
- Operative und postoperative Schmerzdämpfung.

7.2 Nicht-opioide Analgetika (mittel und schwach wirksame Analgetika)

Nicht-opioide Analgetika wirken peripher über die Hemmung der Prostaglandinneubildung und -freisetzung. Außer ihrem schmerzdämpfenden Effekt (analgetisch) wirken sie entzündungshemmend (antiphlogistisch) und fiebersenkend (antipyretisch). Analgetika dieser Gruppe gehören zu den am häufigsten verschriebenen Pharmaka.

■ Nicht-opioide Analgetika wirken analgetisch (schmerzlindernd), antiphlogistisch (entzündungshemmend) und antipyretisch (fiebersenkend).

7.2.1 Salicylsäure-Derivate

Salicylate sind die bekanntesten und weit verbreitetsten Analgetika überhaupt. Vor allem das Aspirin® (**Acetylsalicylsäure**) ist eines der ältesten und bewährtesten Medikamente gegen leichtere Schmerzen.

Pharmaka: Acetylsalicylsäure (z.B. Aspirin®, Godamed®, Aspro®, ASS 100®).

Indikationen:
- Leichtere Schmerzen (Zahnschmerzen, Kopfschmerzen)
- Fieber, leichtere Entzündungen
- Verbesserung der Durchblutung (Prophylaxe nach Herzinfarkt, Schlaganfall).

Wirkungen:
Durch die Verminderung der Prostaglandinsynthese und -freisetzung:
- Schmerzlindernd (analgetisch)
- Entzündungshemmend (antiphlogistisch)
- Fiebersenkend (antipyretisch).

■ Salicylsäure-Verbindungen wirken schmerzlindernd, entzündungshemmend und fiebersenkend.

Nebenwirkungen:
- Blutungsneigung
- Sodbrennen, Magengeschwüre
- Ohrensausen
- Verschlechterung der Nierenfunktion (indirekt durch Vasokonstriktion).

Vor allem die erhöhte **Blutungsneigung,** die durch eine Verminderung der Blutplättchenaggregation zustande kommt, ist eine wichtige Nebenwirkung. Langzeitige Einnahme von Acetylsalicylsäure kann zu Magenblutungen und erheblicher Blutungsgefahr bei Operationen führen. Daher sollten vor geplanten größeren Operationen Salicylate mindestens eine Woche vorher abgesetzt werden. Andererseits kann der Effekt der verminderten Blutplättchenaggregation bei der Behandlung von Durchblutungsstörungen erwünscht sein, so dass hier ein genaues Abwägen von Nutzen und Risiko notwendig ist.

■ Erhöhte Blutungsneigung bei Acetylsalicylsäure.

Kontraindikationen:
- Magen-Darm-Geschwüre, Gastritis
- Vorsicht bei Allergikern (s. u.)
- Geplante größere Operationen.

Besonderes:
Durch die oben genannten Pharmaka kommt es zur Wirkungsverstärkung von Sulfonamiden (z. B. Eusaprim®) und oralen Antidiabetika (z. B. Euglucon®). Eine Sonderform der Salicylsäure-Präparate stellen die hornhautauflösenden (Keratolyse) Hühneraugenpflaster dar. Sie enthalten ebenfalls Salicylsäure.
Bei Patienten mit Asthma bronchiale ist von einer Therapie mit Acetylsalicylsäure abzuraten, da es zur Auslösung eines Asthmaanfalls kommen kann. Dies geschieht durch vermehrte Freisetzung von sog. Leukotrien (aus Leukozyten freigesetzte Vermittlersubstanzen bei Entzündungsreaktionen sowie beim anaphylaktischen Schock).

7.2.2 Paracetamol und Phenacetin

Paracetamol und Phenacetin sind Anilinderivate. Wie die Salicylsäurederivate wirken auch sie schmerzlindernd, fiebersenkend und entzündungshemmend, wobei die entzündungshemmende Wirkung relativ schwach ist. Phenacetine sind wegen der erheblichen Nebenwirkungen (Nierenschäden, Methämoglobinbildung bei Kindern) nicht mehr im Handel.

Pharmaka: Paracetamol (z. B. ben-u-ron®, Captin®).

Indikationen:
- Schmerzen
- Fieber.

Wirkungen:

Wie die Salicylate wirkt das Paracetamol über eine verminderte Prostaglandinsynthese und -freisetzung:

- Schmerzlindernd (analgetisch)
- Fiebersenkend (antipyretisch)
- Kaum entzündungshemmend (kaum antiphlogistisch).

Nebenwirkungen:

- Leberzellschädigung (tödliche Dosis bei ca. 15 g)
- Nierenschädigung.

Bekannt ist die ausgeprägte Nierenschädigung bei lang dauerndem Gebrauch von Phenacetin (Phenacetinniere).

■ Phenacetin ist wegen der schweren Nebenwirkungen durch Paracetamol ersetzt worden.

Kontraindikationen:

- Leberzirrhose
- Glucose-6-Phosphatdehydrogenasemangel
- Nierenschaden.

Besonderes:

Phenacetin, das über die Methämoglobinbildung zu schweren Schädigungen beim Neugeborenen führen kann, wurde vor Jahren vom Markt genommen. Medikamente wie Paracetamol wirken gut analgetisch und antipyretisch, die antiphlogistische Wirkung ist hingegen sehr schwach ausgeprägt.

7.2.3 Phenazone

Phenazone gehören zu den Pyrazol-Derivaten und haben neben **analgetischen** Eigenschaften einen ausgeprägten **fiebersenkenden** Effekt (antipyretische Wirkung).

Pharmaka:

- Metamizol, z.B. Novalgin®, Novaminsulfon®
- Phenylbutazon (eingeschränkte Anwendung wegen hoher Nebenwirkungsrate).

Indikationen:

- Starke Schmerzen
- Fieber.

Wirkungen:

Wie die Salicylate (Acetylsalicylsäure) und die Anilinderivate (Paracetamol) wirken auch die Phenazone über eine verminderte Prostaglandinsynthese und -freisetzung. Zusätzlich wirken sie direkt auf die schmerzleitenden Nerven:

- Analgetisch
- Gut antipyretisch
- Gering antiphlogistisch (Metamizol).

■ Phenazone (z.B. Metamizol) haben eine ausgeprägte fiebersenkende Wirkung.

Nebenwirkungen:

- Allergische Agranulozytose
- Blutdruckabfall
- Kreislaufschock.

Kontraindikationen:

- Ulcus ventriculi
- Granulozytopenie (niedrige Konzentration an Granulozyten).

■ Bei Metamizol Gefahr der allergischen Knochenmarksschädigung.

Besonderes:
Phenazone sind seit einiger Zeit in Mischpräparaten verboten, da Fälle von toxischer und allergischer Knochenmarksschädigung (Agranulozytose) aufgetreten sind.

7.2.4 Nicht-steroidale Antirheumatika (NSAR)

Nicht-steroidale Antirheumatika wie Diclofenac haben neben ihrem analgetischen Effekt vor allem eine stark antiphlogistische Wirkung, weshalb sie vor allem bei Erkrankungen aus dem rheumatischen Formenkreis eingesetzt werden. Näheres im Kapitel „Nicht-steroidale Antirheumatika".

7.3 Opioide Analgetika (stark wirksame Analgetika)

Stark wirksame Schmerzmittel greifen hauptsächlich an den zentralen **Opiatrezeptoren** an.

Klassische Opioide (z.B. Morphin) besetzen dabei als volle Agonisten die Opiat-Rezeptoren, während partielle Agonisten (z.B. Pentazocin) eine teils agonistische und teils antagonistische Wirkung haben. Partielle Agonisten wurden entwickelt, um die Nebenwirkungen der reinen Agonisten abzuschwächen.

7.3.1 Wirkungen der Opioid-Analgetika

Im Prinzip wirken alle Opioide gleich, lediglich in der Wirkintensität bestehen Unterschiede.

Zentrale Wirkungen der Opioid-Analgetika:
- Starke Schmerzdämpfung
- Beruhigende Wirkung
- Beseitigung von Angstgefühlen, Verbesserung der Stimmungslage
- Hemmung des Atemzentrums (Atemdepression)
- Miosis (Engstellung der Pupille)
- Toleranz- und Suchtauslösung bei wiederholter Gabe.

Periphere Wirkungen der Opioid-Analgetika:
- Herabsetzung der Magen-Darm-Tätigkeit (Verstopfung)
- Kontraktion der Gallenwege.

7.3.2 Morphin und seine Derivate (Reine Opiat-Agonisten)

Morphin ist der analgetisch wirksame Bestandteil des Opiums (Mohnsaft). Es besetzt die physiologisch im Gehirn (und auch in der Peripherie) vorhandenen Opiatrezeptoren und hemmt so den Schmerz. Neben dem als natürliches Opiumalkaloid vorkommenden Morphin werden weitere, synthetisch hergestellte Opiatabkömmlinge eingesetzt.

Pharmaka:
- Morphin, z.B. MST 10–100®
- Pethidin, z.B. Dolantin®
- Levomethadon, z.B. L-Polamidon®
- Piritramid, z.B. Dipidolor®.

Wirkungen:
- Starke Schmerzdämpfung
- Euphorie
- Atemdepression
- Suchtauslösung
- Halluzinationen.

Indikationen:
- Stärkste Schmerzzustände, z.B. postoperative Schmerzen
- Patienten mit schweren Tumorschmerzen (Morphin)
- Infarkt, Lungenödem (Morphin).

Zentrale Nebenwirkungen:
- Atemdepression
- Erbrechen (klingt nach wiederholter Gabe ab)
- Sucht.

■ **Opiate wegen Suchtgefahr nur bei schwersten Schmerzzuständen.**

Periphere Nebenwirkungen:
- Miosis (enggestellte Pupille)
- Bradykardie
- Bronchospasmus
- Obstipation (Verstopfung).

Durch erhöhten Spannungszustand der glatten Muskulatur kommt es zur spastischen Verstopfung des gesamten Verdauungstraktes. Dies führt auch zu einer Erhöhung des Blasensphinktertonus mit erschwerter Harnentleerung (Gegenmittel: Atropin).

Kontraindikationen:
- Emphysem
- Asthma bronchiale
- Gallenkolik
- Während Schwangerschaft und Geburt (Morphin ist placentagängig und hemmt das Atemzentrum des Kindes).

■ **Keine Verwendung von Opiaten in der Schwangerschaft.**

Vergiftungssymptome:
- Miosis
- Koma
- Atemdepression.

Bei Morphinvergiftungen wird als Gegenmittel Naloxon (Narcanti®) gegeben. Es reicht in der Regel weniger als 1mg aus, um eine Morphinvergiftung zu antagonisieren.

7.3.3 Andere stark wirksame Analgetika (partielle Opiat-Agonisten)

Die anderen stark wirksamen Analgetika sind synthetisch hergestellte, morphinähnliche Substanzen, die als partielle Agonisten wirken. Sie unterscheiden sich kaum in Wirkungen und Nebenwirkungen von den Opiaten, allerdings sind die Nebenwirkungen meist geringer.

Pharmaka:
- Pentazocin, z.B. Fortral®
- Nalbuphin, z.B. Nubain®
- Buprenorphin, z.B. Temgesic®.

Wesentlich schwächer wirksam als Morphin und auch nicht direkt zu den Morphinen gehörig sind:
- Tramadol, z.B. Tramal®
- Tilidin + Naloxon, Valoron® N.

Indikationen:
- Stärkste Schmerzen
- Ersatzmittel für Heroinsüchtige (Levomethadon).

Wirkungen:
- Teilweise Besetzung der Opiatrezeptoren (partielle Agonisten)
- Hemmung der Schmerzafferenzen.

Nebenwirkungen:
Die Nebenwirkungen entsprechen in etwa denen der Opiate, da ihre Wirkung ebenfalls hauptsächlich über die Besetzung der Opiatrezeptoren zustande kommt.

Kontraindikationen:
- Lungenemphysem
- Unter der Geburt
- Stillende Mütter.

Besonderes:
- Dolantin® → 10 x schwächer als Morphin, aber schneller Wirkeintritt
- L-Polamidon® → wirkt 4 x stärker als Morphin, gut oral wirksam
- Dipidolor® → wirkt länger als Morphin
- Temgesic® → wesentlich stärkere Wirkung als Morphin, Narcanti® reicht als Antagonist nicht aus
- Fortral® → orale Gaben erzeugen keine Sucht, Wirkung ca. 3 x schwächer als Morphin
- Das N bei Valoron® N steht für Naloxon, Dämpfung der suchterzeugenden Wirkung.

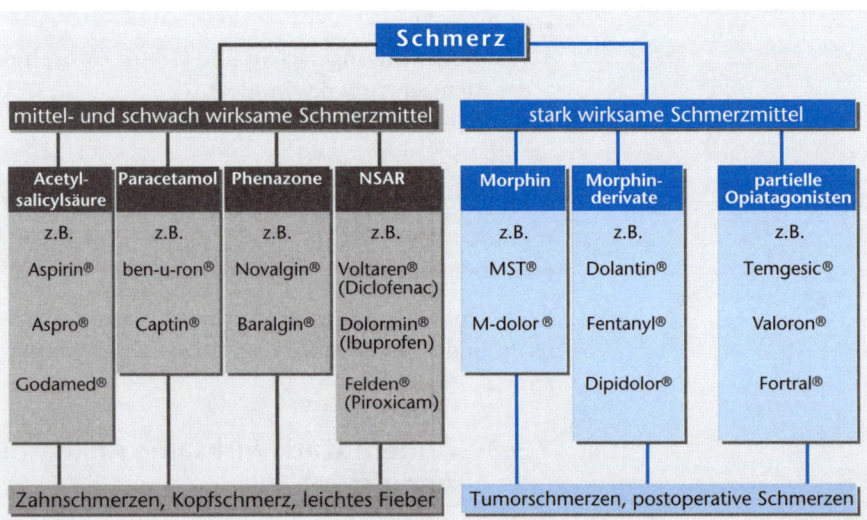

Abb. 14: Einteilung der Schmerzmittel

8 Nicht-steroidale Antirheumatika (NSAR)

Hauptanwendungsgebiete der Antirheumatika sind entzündlich degenerative (verschleißbedingte) und entzündlich rheumatische Veränderungen von Gelenken und umgebenden Weichteilen.

In der Therapie der rheumatischen Erkrankungen kommen folgende zwei Haupt-Arzneistoffgruppen zum Einsatz:
- Nicht-steroidale Antirheumatika (NSAR)
- Glukokortikoide (steroidale Antirheumatika).

Die steroidalen Antirheumatika werden im entsprechenden Kapitel unter den Glukokortikoiden abgehandelt.

■ **Man unterscheidet in der Therapie der rheumatischen Erkrankungen die nicht-steroidalen (NSAR) von den steroidalen Antirheumatika (Glukokortikoide).**

Antirheumatika kommen zum Einsatz vor allem bei folgenden Krankheitsbildern:
- Rheumatoide Arthritis
- Spondylitis ankylosans (M. Bechterew)
- Arthrosis deformans
- Degenerative Erkrankungen der Wirbelsäule
- Chondrosen
- Muskelrheumatismus
- Bursitis
- Tendovaginitis.

Wirkungsweise der NSAR

Die NSAR greifen in den sehr komplexen Entzündungsprozess ein. Über die **Hemmung der Prostaglandin-Synthese** und der Histaminfreisetzung werden folgende Wirkungen erreicht, die je nach Medikament unterschiedlich stark ausgeprägt sind:
- Entzündungshemmend (antiphlogistisch)
- Fiebersenkend (antipyretisch)
- Schmerzlindernd (analgetisch).

■ **Nicht-steroidale Antirheumatika wirken antiphlogistisch (entzündungshemmend), antipyretisch (fiebersenkend) und analgetisch (schmerzlindernd).**

Pharmaka:
- Indometacin, z.B. Amuno®
- Acemetacin, z.B. Rantudil®
- Diclofenac, z.B. Voltaren®, Diclophlogont®, Allvoran®
- Naproxen, z.B. Proxen®
- Ibuprofen, z.B. Actren®, Dolgit®, Imbun®, Optalidon®
- Tiaprofensäure, z.B. Surgam®
- Ketoprofen, z.B. Orudis®
- Piroxicam, z.B. Felden®, Brexidol®, Pirorheum®.

Indikationen:
- Akute und chronische Arthritiden (Gelenkentzündungen)
- Aktivierte Arthrosen
- M. Bechterew.

Wirkung: Hemmung der Cyclooxygenase und damit der Prostaglandinsynthese.

Nebenwirkungen:
- Magen-Darmblutungen
- Blutbildungsstörungen
- Leberfunktionsstörungen (reversibler Anstieg der Transaminasen).

■ **Klinisch bedeutsamste Nebenwirkung der NSAR ist das erhöhte Risiko einer Magenblutung, vor allem bei entsprechender Vorgeschichte (z.B. Ulkusleiden).**

Das **Blutungsrisiko** ist abhängig von der Höhe der Dosierung. Grundsätzlich gilt: Je niedriger die Dosierung, desto niedriger das Blutungsrisiko.

Kontraindikationen:
- Bestehende Ulcera des Magen-Darm-Traktes
- Blutbildungsstörungen
- Schwere Leber- und Nierenerkrankungen
- Schwangerschaft und Stillzeit.

Besonderes:
Um das Blutungsrisiko zu vermindern, kann gleichzeitig ein halbsynthetischer Prostaglandin-Abkömmling wie Misoprostol (z.B. Cytotec®) gegeben werden. Hier ist zu bedenken, dass Misoprostol Wehen einleitet und daher bei einer Schwangerschaft kontraindiziert ist.

Relatives Risiko einer Ulkusblutung bei NSAR im Vergleich zum normalen Risiko:
- Azapropazon, z.B. Tolyprin®, 31,5
- Ketoprofen, z.B. Orudis®, 23,7
- Piroxicam, z.B. Brexidol®, Felden®, 13,7
- Indometacin, z.B. Amuno®, 11,3
- Naproxen, z.B. Proxen®, 9,1
- Diclofenac, z.B. Voltaren®, 4,2
- Ibuprofen, z.B. Actren®, Dolgit®, Imbun®, Optalidon®, 2,0.

■ **Bei längerer Gabe von NSAR Magenschutz!**

9 Am Nervensystem wirksame Pharmaka

9.1 Grundlagen

Das Nervensystem dient der Nachrichtenübermittlung. Es ist wie das hormonelle System ein wichtiges Koordinations- und Steuerorgan, hat aber eine wesentlich schnellere Zugriffszeit. Anatomisch wird es in ein zentrales und ein peripheres Nervensystem eingeteilt, funktionell in ein **willkürliches** und ein **unwillkürliches Nervensystem.** Der unwillkürliche Teil des Nervensystems ist pharmakologisch besonders bedeutsam, da zahlreiche Funktionen durch Arzneimittel beeinflusst werden können.

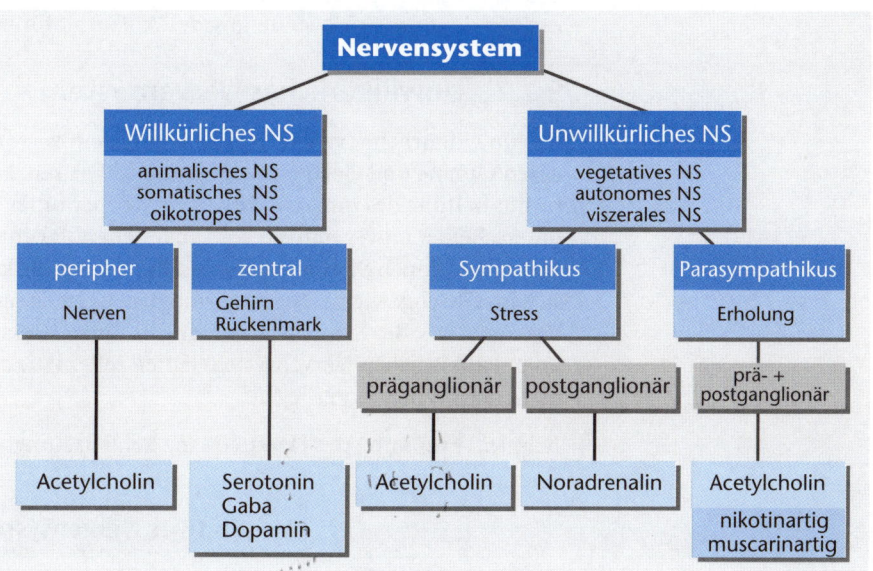

Abb. 15: Botenstoffe im Nervensystem

9.1.1 Willkürliches Nervensystem

Das willkürliche Nervensystem dient der bewussten Wahrnehmung und der willkürlichen Muskelbewegung. Es gliedert sich in einen sensibel/sensorischen und einen motorischen Anteil.

Sensibler/Sensorischer Anteil

Dieser Teil des Nervensystems ist für die Weiterleitung von bewussten Empfindungen oder Sinneseindrücken zuständig (Temperatur, Schmerz). Informationen, die den Organismus in verschiedener Form erreichen, werden aufgenommen, weitergeleitet und zentral verarbeitet.

Beispiel:

Hitzereiz an der Hand (Herdplatte) → Erregung des entsprechenden Schmerzrezeptors → Weiterleitung zum ZNS über afferente (zum ZNS ziehende) Fasern → Verarbeitung in dem zuständigen Abschnitt der Körperfühlsphäre in der Hirnrinde (sog. Gyrus postcentralis) → Reaktion über efferente Bahnen (zum motorischen Nerv ziehend), z.B. Zurückziehen der Hand.

Die Weiterleitung der sensorischen Empfindungen (Sehen, Hören, Riechen) läuft im Prinzip gleich ab, wird allerdings in speziellen Projektionsfeldern des Gehirns verarbeitet (Sehrinde, Hörrinde).

Motorischer Anteil

Dies Teil des Nervensystems ist für die Willkürmotorik zuständig. Mit Hilfe der quergestreiften Skelettmuskulatur werden bewusst Kontraktionen und Bewegungsabläufe durchgeführt.

Beispiel:

- Entscheidung über durchzuführende Bewegung
- Weiterleitung des Befehls über Neurone und Synapsen an den zuständigen Muskel
- Erregung des Muskels durch Impulsübermittlung über die motorische Endplatte
- Auslösen der Muskelkontraktion.

Die Kontrolle der durchgeführten Bewegung erfolgt, noch während die Bewegung ausgeführt wird, über das Auge (sensorischer Anteil) und Stellungsrezeptoren in den Gelenken. Erst das Zusammenspiel aus sensibel/sensorischem und motorischem Teil des willkürlichen Nervensystems macht koordinierte Bewegungen möglich.

■ Das willkürliche System dient der Aufnahme, Weiterleitung und Verarbeitung von Reizen und der bewussten Steuerung der Willkürmotorik.

9.1.2 Unwillkürliches Nervensystem

Das unwillkürliche (**vegetative**) Nervensystem versorgt die glatte Muskulatur der inneren Organe und Gefäße sowie Herz und Drüsen. Es ist verantwortlich für die Aufrechterhaltung des inneren Milieus im Körper unter wechselnden Belastungen. Man unterscheidet im vegetativen Nervensystem aufgrund antagonistischer (gegensätzlicher) Funktionen **Sympathikus** und **Parasympathikus.** Diese beiden Systeme halten sich im Gleichgewicht. Der Parasympathikus ist der aufbauende, beruhigende Teil des Vegetativums, der Sympathikus herrscht unter Stresssituationen vor. Die Reaktionen im unwillkürlichen Nervensystem laufen reflexartig ab. Es steuert die Funktionen, die nicht dem Willen unterliegen.

Beispiel: Erhöhung der Herzfrequenz bei Belastung.

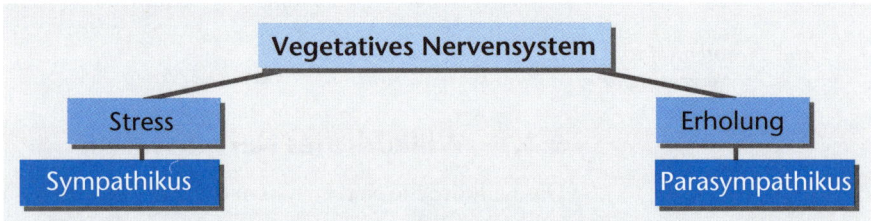

Abb. 16: Sympathikus und Parasympathikus

9.1.3 Erregungsübertragung an der Synapse

Die Informationsübertragung zwischen Nervenende und Zielzelle erfolgt an der **Synapse**. Im Bereich des willkürlichen Nervensystems heißt die Synapse auch **motorische Endplatte**. Im Bereich des unwillkürlichen Nervensystems sind dies die Synapsen des Sympathikus und des Parasympathikus.

Die Erregungsübertragung an der Synapse erfolgt auf chemischem Weg durch Überträgerstoffe (**Neurotransmitter**). Der im Nerven fortgeleitete, elektrische Impuls trifft auf die meist am Nervenende gespeicherten Überträgerstoffe, die dann in den Spaltraum abgegeben werden, sich an Rezeptoren der nachfolgenden Zelle anlagern und eine entsprechende Reaktion auslösen (z.B. Muskelkontraktion). Die genaue Kenntnis der Vorgänge an der Synapse ermöglicht ein gezieltes pharmakologisches Eingreifen.

■ Die Erregungsübertragung an der Synapse erfolgt auf chemischem Wege durch Überträgerstoffe.

Neurotransmitter

Neurotransmitter sind die Überträgerstoffe an der Synapse.

Acetylcholin

Acetylcholin gehört zu den wichtigsten chemischen Überträgerstoffen. Es wird in den Nervenendigungen gebildet und sorgt für die Erregungsübertragung an:

- Allen Synapsen des Parasympathikus (muscarinartige Rezeptoren)
- Allen Synapsen an der muskulären Endplatte (neuromuskuläre Synapse mit nikotinartigen Rezeptoren)
- Den Fasern des Sympathikus, die die Schweißdrüsen innervieren
- Den präganglionären Neuronen des Sympathikus (nicotinerge Rezeptoren).

■ Acetylcholin ist der Überträgerstoff an allen motorischen Endplatten und fast allen Synapsen des Parasympathikus.

Noradrenalin

Noradrenalin wird im Nebennierenmark sowie im gesamten sympathischen Nervensystem gebildet und dient der Informationsübertragung an den:

- Endsynapsen des Sympathikus
- Einigen Synapsen im Zentralnervensystem.

Ausgenommen von dieser Regelung sind Schweißdrüsen und einige Muskelgefäße, die postganglionär Acetylcholin als Überträgersubstanz haben.

■ Noradrenalin ist der Überträgerstoff des Sympathikus.

Andere Neurotransmitter

Es gibt noch eine Reihe weiterer Überträgerstoffe mit unterschiedlichen Angriffsorten:

- **Adrenalin.** Kommt vereinzelt im Bereich des Zentralnervensystems vor; ist beteiligt an Regulation des Blutdrucks
- **Dopamin.** Kommt hauptsächlich an den Synapsen im Bereich des ZNS vor; ist beteiligt an Willkürmotorik und Hypophysenfunktion
- **Gamma-Amino-Buttersäure (GABA).** Wichtigster hemmender Transmitter im Bereich des ZNS
- **Glutaminsäure.** Wichtigster erregender Transmitter im Bereich des ZNS; ist beteiligt an Lern- und Gedächtnisvorgängen
- **Serotonin.** Kommt hauptsächlich im Bereich des Hirnstamms und Magen-Darm-Trakts vor; ist beteiligt an Schlaf-Wach-Rhythmus, Regulation der Körpertemperatur
- **Seltenere Transmitter.** Asparaginsäure, Glycin, Histamin (zentral hemmend).

Neurotransmitter	Wirkort
Acetylcholin	muskuläre Endplatte (neuromuskuläre Synapse) Synapsen des Parasympathikus die Schweißdrüsen innervierenden sympathischen Fasern präganglionäre Neuronen des Sympathikus
Noradrenalin	Synapsen des Sympathikus
Dopamin	ZNS (Basalganglien, limbisches System, Hypothalamus)
Serotonin	Zentralnervensystem, Magen-Darm-Trakt
Adrenalin	Zentralnervensystem, Herz, Gefäße, Bronchien
GABA	Zentralnervensystem (hemmend)
Glutaminsäure	Zentralnervensystem (zentral erregend)

Tab. 6: Neurotransmitter und ihre Angriffssorte

9.2 Am Parasympathikus wirksame Pharmaka

Der Parasympathikus ist der aufbauende, beruhigende und entspannende Teil des autonomen Nervensystems. Er dient dem Stoffwechsel, der Regeneration und dem Aufbau körperlicher Leistungsreserven. Der Parasympathikus beeinflusst Funktionen wie Essen, Trinken, Schlafen, die ruhigen Herzaktionen sowie die seelische Verfassung.

Wirkungen:
- Verlangsamung von Herz- und Atemfrequenz
- Verengung der Pupillen (Miosis)
- Verstärkung der Magen-Darm-Motilität
- Anregung des Stuhlgangs und der Blasenentleerung.

Erregungsübertragung an der Synapse

In den Nervenendigungen des Parasympathikus finden sich kleine Bläschen (Vesikel), die eine bestimmte Menge **Acetylcholin** in sich tragen. Wenn ein elektrischer Impuls das Nervenende (Synapse) erreicht, entleeren die Vesikel Acetylcholin in den synaptischen Spalt. Acetylcholin bindet an Rezeptoren der nachfolgenden Zelle und löst eine Erregung aus. Freies Acetylcholin wird von der **Cholinesterase** in Cholin und Essigsäure gespalten. Die Spaltprodukte werden wieder in das Nervenende aufgenommen und dort resynthetisiert.

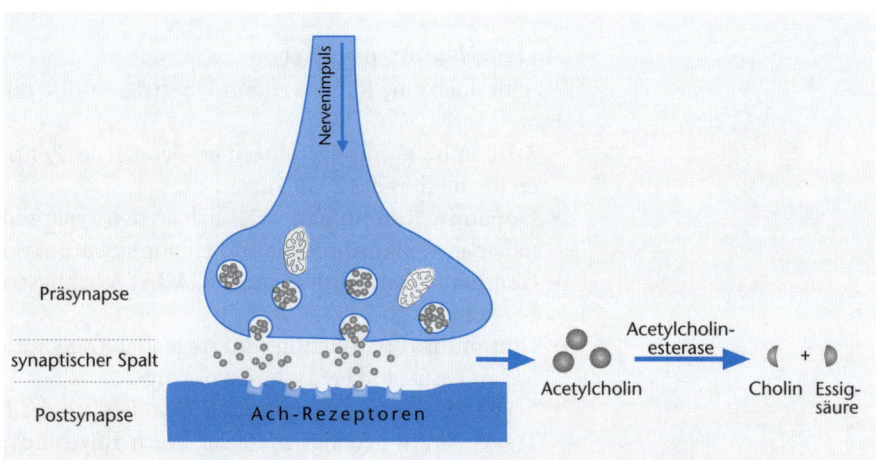

Abb. 17: Erregungsübertragung am Parasympathikus

Pharmakologische Angriffsorte

An praktisch allen Stellen der Erregungsübertragung sind mittels Pharmaka Eingriffe in den natürlichen Mechanismus möglich.

Verstärkung der parasympathischen Wirkungen:
- Stimulation des Rezeptors (direkt parasympathomimetische Wirkung).
- Hemmung der Cholinesterase (bewirkt eine erhöhte Konzentration von Acetylcholin im synaptischen Spaltraum; indirekte parasympathomimetische Wirkung)

Abschwächung der parasympathischen Wirkungen:
- Hemmung der Acetylcholin-Bildung (parasympatholytisch)
- Hemmung der Achetylcholin-Freisetzung (parasympatholytisch)
- Hemmung des Rezeptors (parasympatholytisch).

Organ	Sympathikus	Parasympathikus
Herz		
Frequenz	Erhöhung	Erniedrigung
Kontraktionskraft	Erhöhung	Erniedrigung
Blutgefäße		
Koronargefäße	Erweiterung	Erweiterung
Hautgefäße	Verengung	Erweiterung
Muskelgefäße	Erweiterung	–
Eingeweidegefäße	Verengung	–
Lunge		
Bronchien	Erweiterung	Verengung
Magen-Darm-Kanal		
Peristaltik	Abschwächung	Verstärkung
Schließmuskulatur	Kontraktion	Erschlaffung
Gallenblase	Erschlaffung	Kontraktion
Harnblase		
Schließmuskel	Kontraktion	Erschlaffung
Pupille	Erweiterung	Verengung

Tab. 7: Organwirkungen nach Erregung des Sympathikus – Parasympathikus

9.2.1 Direkte Parasympathomimetika

Direkte Parasympathomimetika ähneln chemisch dem Acetylcholin. Sie besetzen die Acetylcholin-Rezeptoren und stimulieren diese.

Pharmaka:
- Carbachol
- Pilocarpin, z. B. Pilocarpol®1%.

Indikationen:
- Postoperative Darm- und Blasenatonie, z. B. Carbachol
- Glaukomtherapie (Grüner Star; Durch Engstellen der Pupillen kommt es zum verbesserten Abfluss des Augenkammerwassers und damit zur Druckentlastung der Augenkammer).

Wirkung:
- Erregung spezifischer Acetylcholin-Rezeptoren
- Verstärkung der physiologischen Acetylcholin-Wirkung.

Nebenwirkungen (cholinartig):
- Verstärkter Speichelfluss
- Durchfall, Erbrechen, Übelkeit
- Bronchokonstriktion
- Bradykardie
- Hautgefäßerweiterungen.

Kontraindikationen:
- Bradykardie, Hypotonie, Herzinsuffizienz
- Asthma bronchiale (Verstärkung der Bronchospastik, auch nach Augentropfen)
- Hyperthyreose (kann zu Kammerflimmern führen)
- Ulcus ventriculi.

Besonderes:
Die Nebenwirkungen der direkten Parasympathomimetika werden durch Atropin abgeschwächt bzw. aufgehoben.

■ Direkte Parasympathomimetika imitieren durch chemische Ähnlichkeit am Rezeptor die Wirkungen des Acetylcholins.

9.2.2 Indirekte Parasympathomimetika

Indirekte Parasympathomimetika hemmen das Enzym Cholinesterase (Cholinesterasehemmer). Dadurch verzögern oder verhindern sie den Abbau von Acetylcholin und verstärken dessen Wirkung.

Pharmaka:
- Pyridostigmin, z.B. Mestinon®
- Neostigmin
- Distigminbromid, z.B. Ubretid®
- Physostigmin, z.B. Anticholium®.

Indikationen:
- Myasthenia gravis (Muskelschwäche)
- Vergiftung mit Atropin und trizyklischen Antidepressiva (Physostigmin)
- Antagonisierung der Wirkung nicht depolarisierender Muskelrelaxanzien (Neostigmin)
- Postoperative Darmatonie (Distigminbromid).

Wirkung: Reversible Acetylcholinesterase-Hemmung.
Physostigmin ist, im Gegensatz zu den anderen Medikamenten, ZNS-gängig und wirkt dort bei Atropinvergiftungen.

Nebenwirkungen: Wie direkte Parasympathomimetika, nur schwächer.

Kontraindikationen:
- Asthma bronchiale
- Herzinsuffizienz, Myokardinfarkt
- Bradykardie
- Darmverschlüsse (Ileus), Ulkusleiden.

Besonderes:
Ein irreversibler Hemmstoff der Acetylcholin-Esterase ist Nitrostigmin, das in Pflanzenschutzmitteln (z.B. E 605) enthalten und gut liquorgängig ist. Es führt zu Krämpfen und Atemlähmung. Bei Vergiftungen mit E 605 keine Mund-zu-Mund-Beatmung ohne Schutz durchführen, da E 605 ein Kontaktgift ist.

■ **Indirekte Parasympathomimetika hemmen die Cholinesterase und damit den Abbau des Acetylcholins.**

9.2.3 Parasympatholytika

Parasympatholytika verdrängen das Acetylcholin vom Rezeptor. Dadurch schwächen sie dessen Wirkung ab oder heben sie ganz auf. Die Verdrängung erfolgt dosisabhängig und kompetitiv.

Pharmaka:
- Atropin, z.B. Atropinsulfat®
- Tropicamid, z.B. Mydriatikum Stulln Augentropfen®
- Scopolamin
- Butyl-Scopolamin-Bromid, z.B. Buscopan®.

Indikationen:
- Pupillenerweiterung zur Augenspiegelung (Tropicamid)
- Spasmen im Magen-Darm-Trakt (Butyl-Scopolamin-Bromid)
- OP-Prämedikation (Atropin)
- Bradykardie (Atropin)
- Parkinsonismus (Scopolamin).

Wirkung: Kompetitive Verdrängung des Acetylcholins vom Rezeptor.

Nebenwirkungen:
- Mundtrockenheit
- Hautrötung
- Auslösung eines Glaukomanfalls (Erhöhung des Augeninnendruckes)
- Tachykardie
- Miktionsbeschwerden, Darmatonie
- Akkomodationsbeschwerden.

Kontraindikationen:
- Glaukom
- Pylorusstenose, Darmstenosen
- Hyperthyreose
- Tachykardie (Tachyarrhythmie)
- Prostatavergrößerung mit vermehrter Restharnbildung.

Besonderes:
Vorsichtige Dosierung bei Säuglingen und Kleinkindern. Bei Atropinvergiftungen sollte ein indirektes, liquorgängiges Parasympathomimetikum gegeben werden, z. B. Physostigmin.

Atropinvergiftung

Die Atropinvergiftung ist durch folgende Symptome gekennzeichnet:
- Hautrötung
- Mydriasis (Pupillenerweiterung)
- Tachykardie
- Mundtrockenheit
- Zentralnervöse Symptome (Erregungszustände, Halluzinationen).

■ **Vergiftungen mit der Tollkirsche (Atropa belladonna) werden durch den hohen Gehalt an Atropin verursacht.**

9.2.4 Hemmung der Acetylcholin-Freisetzung

Die Acetylcholin-Freisetzung kann durch einige Substanzen gehemmt werden. Wichtigste Substanz ist das Botulinus-Toxin, das vom Bakterium „Clostridium botulinum" produziert wird. Toxische Dosen an Magnesium führen zum gleichen Effekt. Botulinus-Toxin wird nur unter Luftabschluss (anaerob) gebildet und findet sich vor allem in verdorbenen Konserven (Hülsenfrüchte).

Symptomatik (bei vollem Bewusstsein):
- Sehstörungen
- Schluckstörungen
- Atemlähmung
- Herzstillstand (toxische Myokarditis).

Vorbeugung: Abkochen vakuumverpackter oder eingemachter, auffälliger Nahrungsmittel.

9.3 Am Sympathikus wirksame Pharmaka

Der Sympathikus ist aktiviert bei erhöhter körperlicher Leistung, in Stress- oder Notfallsituationen. Bei Tieren spricht man vom **„Fluchtnerv",** weil der Sympathikus den Organismus zur Flucht bereit macht. Der Stoffwechsel wird katabol (abbauend), um die benötigten Reserven des Körpers zu mobilisieren.

Wirkungen:
- Gefäßengstellung in Haut und Niere, Blutdruckerhöhung
- Pupillenerweiterung
- Vermehrte Schweißsekretion

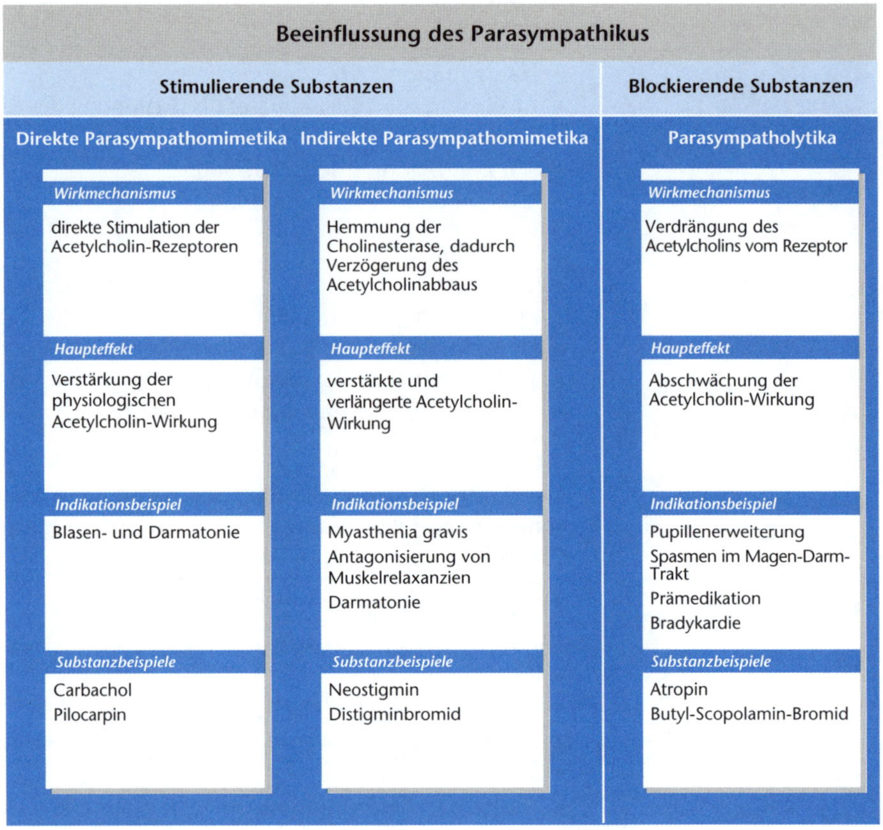

Beeinflussung des Parasympathikus		
Stimulierende Substanzen		**Blockierende Substanzen**
Direkte Parasympathomimetika	**Indirekte Parasympathomimetika**	**Parasympatholytika**
Wirkmechanismus direkte Stimulation der Acetylcholin-Rezeptoren	*Wirkmechanismus* Hemmung der Cholinesterase, dadurch Verzögerung des Acetylcholinabbaus	*Wirkmechanismus* Verdrängung des Acetylcholins vom Rezeptor
Haupteffekt Verstärkung der physiologischen Acetylcholin-Wirkung	*Haupteffekt* verstärkte und verlängerte Acetylcholin-Wirkung	*Haupteffekt* Abschwächung der Acetylcholin-Wirkung
Indikationsbeispiel Blasen- und Darmatonie	*Indikationsbeispiel* Myasthenia gravis Antagonisierung von Muskelrelaxanzien Darmatonie	*Indikationsbeispiel* Pupillenerweiterung Spasmen im Magen-Darm-Trakt Prämedikation Bradykardie
Substanzbeispiele Carbachol Pilocarpin	*Substanzbeispiele* Neostigmin Distigminbromid	*Substanzbeispiele* Atropin Butyl-Scopolamin-Bromid

Abb. 18: Parasympathikus beeinflussende Stoffe

- Dämpfung der Magen-Darm-Motilität
- Erschlaffung der Bronchialmuskulatur
- Erhöhung des Blutzuckerspiegels.

◼ **Der Sympathikus wird im Tierreich auch als Fluchtnerv bezeichnet. Er mobilisiert die „Kraftreserven" des Körpers.**

Der Überträgerstoff des Sympathikus ist das **Noradrenalin**. Es wird überall im Bereich des Sympathikus und im Nebennierenmark gebildet. Das Noradrenalin befindet sich in den Vesikeln (kleine Speicherbläschen) und wird nach einem Nervenreiz (elektrischer Impuls) in den synaptischen Spalt entleert. Das Noradrenalin bindet sich an die Rezeptoren der nachfolgenden Zelle und löst dort erneut eine Erregung aus. 90% des Noradrenalins werden über spezielle Rezeptoren am Nervenende wieder in die Vesikel aufgenommen. Ein kleiner Teil diffundiert ab oder wird abgebaut.

Pharmakologische Angriffsorte

Pharmaka können an vielen Stellen in den physiologischen Ablauf eingreifen und auf diese Weise die Wirkungen des Noradrenalins verstärken oder abschwächen.

Verstärkung des Sympathikus:
- Freisetzung des Noradrenalins aus den Speichern (indirekte Sympathomimetika)
- Erregung der Rezeptoren durch chemische Ähnlichkeit mit Noradrenalin (direkte Sympathomimetika)
- Hemmung der Wiederaufnahme in das Nervenende (indirekte Sympathomimetika)
- Blockade des Abbaus von Noradrenalin (indirekte Sympathomimetika).

Abschwächung des Sympathikus:
- Blockade der Noradrenalin-Freisetzung aus den Speichern
- Erzeugung einer falschen Überträgersubstanz
- Blockade der Noradrenalin-Rezeptoren (Sympatholyse).

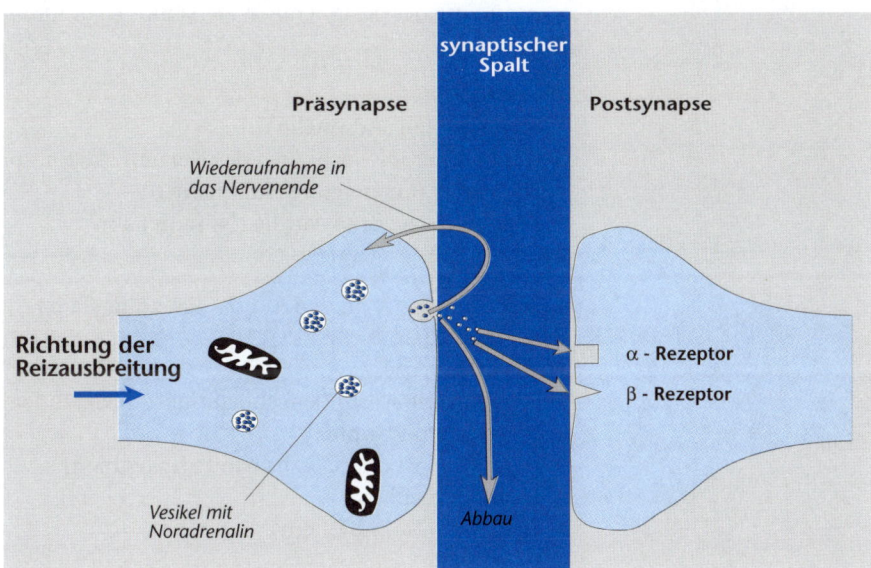

Abb. 19: Erregungsübertragung am Sympathikus

Rezeptoren des Sympathikus

Die „adrenergen" Rezeptoren, die die Sympathikuseffekte vermitteln, lassen sich in α- und β-Rezeptoren und weiter in α_1-, α_2- sowie β_1- und β_2-Rezeptoren unterteilen. Diese Rezeptoren vermitteln verschiedene Wirkungen aufgrund ihrer unterschiedlich starken Verteilung an den Erfolgsorganen des Sympathikus.

9.3.1 Direkte Sympathomimetika

Direkte Sympathomimetika ähneln chemisch dem Adrenalin und Noradrenalin. Sie erregen die sympathischen Rezeptoren direkt und verstärken die physiologische Sympathikuswirkung. Sie werden in α- und/oder β-Rezeptoren stimulierende Sympathomimetika unterteilt.

α- und β-Rezeptoren stimulierende Substanzen

Diese Sympathomimetika stimulieren sowohl α- als auch β-Rezeptoren. β-Rezeptoren finden sich in großer Zahl an Herz, Bronchien und Uterus, α-Rezeptoren vor allem an den Gefäßen.

Pharmaka:
- Etilefrin, z. B. Effortil®
- Adrenalin, z. B. Suprarenin®
- Noradrenalin, z. B. Arterenol®
- Phenylephrin, z. B. Neo-Synephrin®.

Indikationen:
- Konjunktivitis (Phenylephrin, Gefäßverengung)
- Kreislaufschock durch Vasodilatation (Noradrenalin)
- Hypotonie (Etilefrin)
- Anaphylaktischer Schock (Adrenalin)
- Herzstillstand (Adrenalin).

■ **Beim Herz-Kreislaufstillstand ist Adrenalin zur Stimulation der β-Rezeptoren Medikament der ersten Wahl.**

Wirkungen:
- Bronchodilatation (Erweiterung der Bronchien)
- Zunahme der Herzfrequenz und Kontraktionskraft
- Erhöhung des Blutzuckers und der freien Fettsäuren
- Erhöhung des peripheren Widerstands (Adrenalin in hoher Dosierung)

- Erhöhung des peripheren Widerstands (Noradrenalin)
- Mydriasis.

Nebenwirkungen:

- Extrasystolen (Adrenalin)
- Gesteigerter O_2-Verbrauch des Herzens, Angina-pectoris-Anfälle (Adrenalin)
- Hyperglykämieneigung (Adrenalin)
- Reflektorische Bradykardie (Noradrenalin).

Kontraindikationen:

- Lokalanästhesie an den Akren (Gangrängefahr)
- Koronarsklerose
- Hyperthyreose
- Phäochromozytom (katecholaminproduzierender Tumor des Nebennierenmarkes)
- Prostatahypertrophie
- Halothannarkose (Gefahr von Extrasystolen)
- Diabetes mellitus
- Glaukom (Noradrenalin).

Besonderes:

Adrenalin reagiert bevorzugt mit den β-Rezeptoren, Noradrenalin überwiegend mit den α-Rezeptoren.

■ **Adrenalin ist ein Medikament der Notfalltherapie.**

α-Sympathomimetika

α-Sympathomimetika erregen vorwiegend α-Rezeptoren. α-Rezeptoren finden sich in großer Zahl am Gefäßsystem und führen bei Erregung zur Engstellung der Gefäße. Sie eignen sich bei systemischer Anwendung zur Therapie der Hypotonie (s.a. indirekte Sympathomimetika), bei lokaler Anwendung zur Schleimhautabschwellung.

Pharmaka:

- Oxymetazolin, z.B. Nasivin®
- Xylometazolin, z.B. Otriven®, Olynth®
- Tetryzolin, z.B. Yxin® für das Auge
- Naphazalin, z.B. Privin®.

Indikationen:

- Abschwellung der Nasenschleimhaut
- Konjunktivitis.

Wirkungen:

Durch selbstständige Erregung der postsynaptischen Rezeptoren:

- Vasokonstriktion der Schleimhäute
- Abschwellung.

Nebenwirkungen:

- Reaktive Mehrdurchblutung (Arzneimittelrhinitis)
- Brennende Schmerzen
- Systemische Nebenwirkungen (Herzklopfen, Angina pectoris, Rhythmusstörungen)
- Atemstörung bei Säuglingen.

■ **Hauptwirkung der α-Sympathomimetika ist die Gefäßengstellung und Schleimhautabschwellung.**

Kontraindikationen:

- Glaukom
- Rhinitis sicca („trockener Schnupfen").

β-Sympathomimetika

β–Sympathomimetika erregen vorwiegend β-Rezeptoren. Diese finden sich vor allem an Herz (vorwiegend β_1-Rezeptoren), Bronchien (vorwiegend β_2-Rezeptoren) und Uterus.

β_2-Rezeptor-stimulierende Pharmaka werden vor allem zur Bronchienerweiterung beim Asthma bronchiale eingesetzt.

Pharmaka mit gleichstarker β_1- und β_2-Stimulation:
- Orciprenalin, z.B. Alupent®
- Isoprenalin.

Pharmaka mit überwiegender β_2-Stimulation:
- Salbutamol, z.B. Sultanol®
- Fenoterol, z.B. Berotec®, Partusisten®
- Reproterol, z.B. Bronchospasmin®
- Terbutalin, z.B. Bricanyl®
- Clenbuterol, z.B. Spiropent®
- Formoterol, z.B. Foradil®
- Dobutamin.

Indikationen für β_1- und β_2-Sympathomimetika:
- AV-Block, auf Atropin therapierefraktäre Bradykardie (Orciprenalin)
- Adam-Stokes-Anfall (Orciprenalin)
- Verbesserung der Herzauswurfleistung (Dobutamin).

Indikationen für β_2-Sympathomimetika:
- Asthma bronchiale (z.B. Salbutamol, Fenoterol, Terbutalin)
- Wehenhemmung (Fenoterol).

Die β-Sympathomimetika mit überwiegender β_2-Wirkung werden vor allem in der Therapie des Asthma bronchiale eingesetzt.

Wirkung: Direkte Stimulation der postsynaptischen β-Rezeptoren.

■ **Ausgeprägte Erweiterung der Bronchien durch β_2-Sympathomimetika (Therapie der Wahl beim Asthmaanfall).**

Nebenwirkungen:
- Tachykardie (Mitreaktion der β_1-Rezeptoren)
- Steigerung des O_2-Verbrauchs des Herzens (Orciprenalin)
- Blutzuckeranstieg.

Kontraindikationen:
- Hyperthyreose
- Herzinsuffizienz
- Glaukom
- Tachykardie.

Besonderes:
Wehenhemmende Mittel dürfen nur gegeben werden, wenn bei Mutter und Kind in der elektrokardiographischen Überwachung keine Komplikationen (z.B. Tachykardie) zu erkennen sind. Durch die glukosemobilisierende Wirkung muss bei Diabetes-Patienten an die Entwicklung einer hyperglykämischen Ketoazidose gedacht werden. In der Asthma bronchiale-Therapie werden die β_2-Sympathomimetika in kurz wirksame (z.B. Salbutamol, Terbutalin, Wirkdauer etwa 4–6 Stunden) und lang wirkende (z.B. Formoterol, Wirkdauer etwa 8–12 Stunden) unterteilt. Bronchodilatatoren sollten zunächst als Dosieraerosol angeboten werden, um schnell an den Ort der Anwendung zu gelangen; der Wirkungseintritt ist innerhalb einer Minute gewährleistet.

9.3.2 Indirekte Sympathomimetika

Indirekte Sympathomimetika bewirken eine vermehrte Freisetzung von Noradrenalin aus den Speichervesikeln (durch Verdrängung) und hemmen die Wiederaufnahme des Noradrenalins. Die Noradrenalinkonzentration im synaptischen Spalt bzw. an den Rezeptoren wird erhöht und die Wirkung des Sympathikus verstärkt.

Pharmaka:
- Ephedrin
- Tyramin.

Indikation: Hypotone Kreislaufzustände.

Wirkungen:
- Verdrängung des Noradrenalins aus den Vesikeln
- Hemmung der Wiederaufnahme aus dem Spaltraum.

Nebenwirkungen:
- Schlafstörungen
- Unruhe
- Tachyphylaxie.

Kontraindikationen:
- Glaukom
- Hyperthyreose
- Hypertonie
- Tachykardie.

Besonderes: Indirekte Sympathomimetika unterliegen dem Phänomen der Tachyphylaxie.

9.3.3 Sympatholytika

Sympatholytika blockieren die Rezeptoren des Sympathikus und schwächen die Sympathikuswirkung ab oder heben sie auf. Entsprechend den beiden Rezeptortypen gibt es:
- α-Rezeptorenblocker (kurz: α-Blocker)
- β-Rezeptorenblocker (kurz: β-Blocker).

α-Blocker

α-Blocker blockieren die postsynaptischen α-Rezeptoren und heben deren Wirkung auf oder schwächen sie ab. Die Blockade der α-Rezeptoren führt zur Gefäßerweiterung.

Pharmaka:
- Phenoxybenzamin, z.B. Dibenzyran®
- Prazosin, z.B. Minipress®, selektiv postsynaptische β_1-Rezeptoren
- Bunazosin, z.B. Andante®
- Doxazosin, z.B. Cardular®
- Terazosin, z.B. Heitrin®; lange HWZ → Einmalgabe / Tag
- Urapidil, z.B. Ebrantil®.

Indikationen:
α-Blocker sind bei allen Erkrankungen indiziert, bei denen eine Erweiterung der peripheren Gefäße erwünscht ist:
- Phäochromozytom (Phenoxybenzamin)
- Periphere Durchblutungsstörungen (Prazosin)
- Morbus Raynaud (Vasokonstriktion an den Akren, Prazosin)
- Arterielle Hypertonie, Hochdruckkrisen (Urapidil)
- Reduktion des Blasensphinktertonus bei Blasenentleerungsstörungen (Phenoxybenzamin).

Wirkungen:
- Blockierung der postsynaptischen β-Rezeptoren
- Kompetitive Verdrängung des Transmitters vom Rezeptor
- Zusätzliche zentrale Wirkung (Urapidil).

Prazosin blockiert selektiv nur α_1-Rezeptoren. Die Wiederaufnahme von Noradrenalin in die Vesikel, die über α_2-Rezeptoren gesteuert wird, bleibt erhalten, und das Noradrenalin bleibt nur kurze Zeit im Spaltraum. So werden nur wenige β-Rezeptoren erregt, die für die Nebenwirkungen der Medikamente am Herzen (über β-Rezeptoren) verantwortlich sind.

Nebenwirkungen:
- Tachykardie (nicht bei Prazosin und nicht bei Urapidil)
- Erbrechen
- Diarrhoe
- Orthostatische Dysregulationen (Kreislaufkollaps)
- Arrythmien.

Kontraindikationen:
- Ulcus ventriculi, Ulcus duodeni
- Koronarinsuffizienz.

■ α-Blocker eignen sich zur Gefäßerweiterung im peripheren Gefäßsystem.

β-Blocker

β-Blocker blockieren β-Rezeptoren und heben deren Wirkung auf oder schwächen sie ab. Von hoher therapeutischer Bedeutung ist die Blockierung der β_1-Rezeptoren am Herzen. β-Blocker senken den O_2-Verbrauch des Herzens und den Blutdruck.
Die Blockade der β_2-Rezeptoren am Bronchialsystem ist wegen der Bronchokonstriktion ein unerwünschter Nebeneffekt. Deshalb werden selektive β_1-Rezeptorenblocker bevorzugt.

Pharmaka:
- Bisoprolol, z. B. Concor®, vorwiegend β_1
- Metoprolol, z. B. Beloc®, vorwiegend β_1
- Propanolol, z. B. Dociton®
- Acebutolol, z. B. Prent®, vorwiegend β_1
- Atenolol, z. B. Tenormin®, vorwiegend β_1
- Pindolol, z. B. Visken mite / ret.®
- Sotalol, z. B. Sotalex®.

Indikationen:
- Hypertonie
- Supraventrikuläre Extrasystolen / Tachykardien
- Angina pectoris
- Reinfarktprophylaxe.

■ β-Blocker wirken frequenz- und blutdrucksenkend.

Wirkung: Kompetitive Rezeptorenblockade an der postsynaptischen Membran, Verdrängung der Katecholamine.

Nebenwirkungen:
- Eingeschränkte Leistungsfähigkeit
- Orthostatische Dysregulationen
- Erbrechen und Diarrhoe
- Schwindel
- Bradykardie
- Bronchospasmen (β-Blockade am Bronchialsystem)
- Durchblutungsstörungen
- Arrhythmien

- Vasokonstriktion der Hautgefäße → kalte Akren
- Kopfschmerzen
- Müdigkeit, Antriebslosigkeit.

Kontraindikationen:
- Asthma bronchiale
- AV-Block
- Herzinsuffizienz
- Bradykardie
- Schwangerschaft (erhöhte Wehentätigkeit)
- Diabetes mellitus
- Verminderung der Schilddrüsenfunktion (Hypothyreose).

■ Bei Asthma bronchiale wegen der bronchienverengenden Wirkung keine β-Blocker.

Besonderes:
Vorsicht bei der Verabreichung von β-Blockern ist bei Diabetikern geboten. Bei einer Hypoglykämie werden körperliche Warnzeichen wie Schwitzen oder Herzrasen durch den β-Blocker verschleiert. Außerdem kann das zuckermobilisierende Adrenalin aufgrund der β-Blockade nicht aktiv werden und nicht gegensteuern.

■ Keine Kombination mit anderen Antiarrhythmika wegen der sich verschlechternden Erregungsleitung am Sinusknoten.

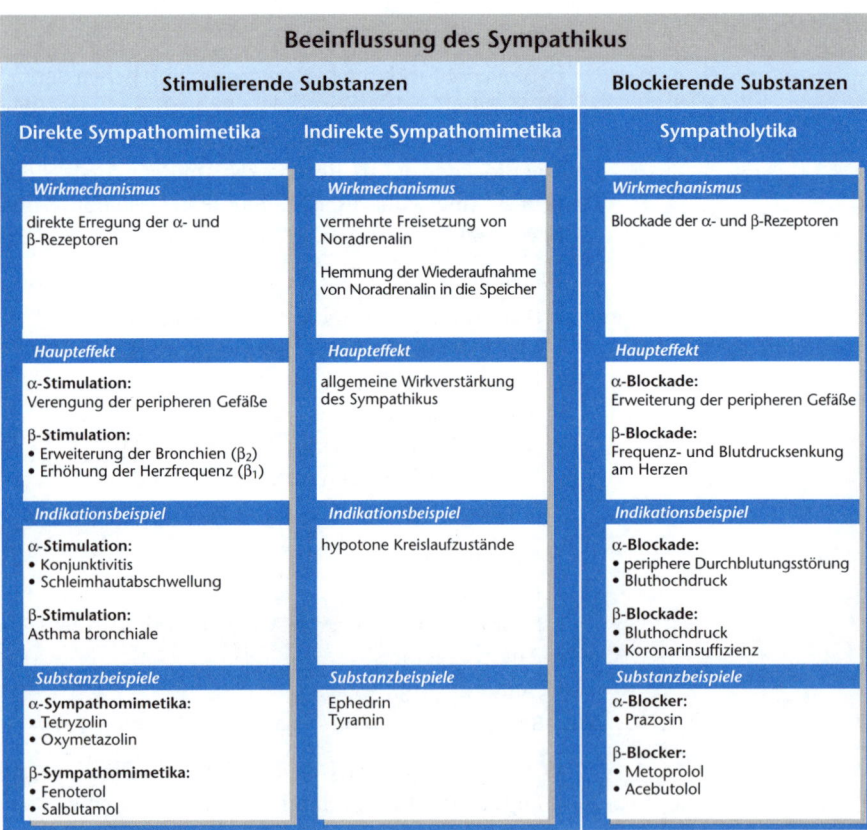

Abb. 20: Sympathomimetika

10 Schlafmittel (Hypnotika und Sedativa)

Schlafmittel sind Medikamente zur Beeinflussung des Schlafes. Die Wirkstärke reicht, abhängig von Präparat und Dosierung, von leichter Beruhigung (Sedation) über Schlaf (Hypnose) bis hin zur Narkose.

Wirksamkeit:
- Niedrige Dosis – sedativ (beruhigend)
- Mittlere Dosis – hypnotisch
- Hohe Dosis – narkotisch.

Wachen und Schlafen

Der Schlaf-Wach-Rhythmus stellt einen physiologischen, rhythmischen Ablauf dar, der durch äußere Einflüsse wie Helligkeit/Dunkelheit und Arbeitsaktivität zusätzlich im 24-Stunden-Rhythmus synchronisiert wird. Im Schlaf ist das Bewusstsein ausgeschaltet, äußere Reize werden nicht oder sehr viel unempfindlicher wahrgenommen. Schlaf ist ein lebensnotwendiger Prozess, der dem Organismus zur Regeneration und zum Aufbau dient. Im Schlaf ist der Mensch erweckbar und besitzt weiterhin Schutzreflexe. Im Gegensatz dazu ist ein narkotisierter Patient nicht erweckbar und hat keine Schutzreflexe.

■ **Schlaf ist ein lebensnotwendiges Primärbedürfnis und dient dem Organismus zur Regeneration.**

Schlafstörungen

Schlafstörungen sind für den Betreffenden quälend, da der Körper keine ausreichende Zeit zur Regeneration hat. Folge sind Müdigkeit, Unlust, Unkonzentriertheit und nachlassende Leistungsfähigkeit.

Beispiele für Ursachen von Schlafstörungen:
- Psychische Belastungen, z.B. Überforderung im Beruf, Ehekonflikte
- Organische Erkrankungen, z.B. Hirntumoren, Schmerzen
- Ungesunde Lebensweise, z.B. Schichtarbeit, Reizüberflutung, Einnahme erregender Stoffe, spätes Essen.

■ **Häufigste Ursache von Schlafstörungen sind psychische Probleme.**

Einteilung der Schlafstörungen:
- Einschlafstörungen
- Durchschlafstörungen.

Wirkung der Schlafmittel

Hypnotika greifen auf nicht genau bekannte Weise in den Schlaf-Wach-Rhythmus des Menschen ein. Der Schlafrhythmus ist geprägt von REM-Phasen mit erhöhter Hirnaktivität und orthodoxen Phasen mit niedriger Hirnaktivität. Die REM-Phasen, in denen sich die Augen schnell hin und her bewegen (**R**apid-**E**ye-**M**ovement), machen ca. 25–30% des Schlafes aus. Sie werden als Phasen erhöhter Stoffwechselaktivität gedeutet. Hypnotika verkürzen die REM-Phasen.

Indikationen für Schlafmittel

Nicht jede Schlafstörung ist behandlungsbedürftig. Vor Einsatz eines Medikamentes müssen die auslösenden Ursachen behandelt bzw. beseitigt werden. Erst dann kann ein Schlafmittel zeitlich begrenzt verordnet werden.
Typische Indikationen für den vorübergehenden Einsatz von Schlafmitteln sind:
- Starke psychisch-seelische Belastungen (Todesfälle, Scheidung)
- Mangelnder regelmäßiger Schlaf-Wach-Rhythmus (Schichtarbeit)
- Organische Erkrankungen mit starken Schmerzen.

Vor der Einnahme von Schlafmitteln sollte geklärt werden, ob es sich um Ein- oder Durchschlafstörungen handelt, und ein entsprechendes Medikament gewählt werden. Immer berücksichtigen, dass Schlafmittel sehr häufig missbraucht werden, und mit Schlafmittel die meisten Selbstmordversuche gemacht werden.

■ Schlafmittel nicht routinemäßig und über längere Zeit eingeben.

Einteilung der Schlafmittel

Abhängig von den Substanzen mit ihren unterschiedlichen Wirkprofilen teilt man die Hypnotika in verschiedene Gruppen ein:
- Barbiturate
- Benzodiazepine.

10.1 Barbiturate

Die Barbiturate waren vor Einführung der Benzodiazepine die am meisten eingesetzten Schlafmittel. Sie werden heute nur noch bei Krampfleiden oder zur Narkoseeinleitung benutzt.

Der genaue Wirkmechanismus ist unbekannt. Wahrscheinlich wird die Aktivität des Schlafzentrums in der Formatio reticularis in ihrer Aktivität gedämpft. Durch Enzyminduktion stellt sich bei Barbituraten eine Gewöhnung ein, die durch Dosissteigerung kompensiert werden kann.

Pharmaka:
- Phenobarbital, z.B. Luminal®, 10–20 Std. Wirkdauer
- Thiopental, z.B. Trapanal®, zur Narkoseeinleitung.

Indikationen:
- Epilepsie (Phenobarbital)
- Narkoseeinleitung (Thiopental)
- Schlafstörungen.

Wirkungen:

Barbiturate setzen die Aktivität der Formatio reticularis herab und wirken je nach Dosis:
- Sedierend (beruhigend)
- Hypnotisch
- Narkotisch.

■ Barbiturate wirken mit steigender Dosierung sedierend, hypnotisch oder narkotisch.

Nebenwirkungen:
- Suchtgefahr
- Atemdepression
- Blutdruckabfall
- Verminderung der REM-Phasen im Schlaf
- Enzyminduktion (Wirkverlust durch Aktivitätssteigerung der abbauenden Enzyme)
- Erregung statt Dämpfung (paradoxe Wirkung).

Kontraindikationen:
- Bei Schwangerschaft vorsichtig dosieren
- Alkoholvergiftung
- Myocard-, Nieren- und Leberschäden
- Respiratorische Insuffizienz
- Porphyrie (können Schubsituation herbeiführen).

Die akut intermittierende Porphyrie ist eine vererbbare Stoffwechselerkrankung, die zu Bauchkrämpfen (Verwechslung mit akutem Abdomen) oder zu polyneuropathieähnlichen Symptomen führen kann. Insbesondere Barbiturate und Sulfonamide (Antibiotikum) können schubauslösend wirken. Durch einen Enzymdefekt bei der Synthese des Porphyrins (nötig bei der Bildung des roten Blutfarbstoffes, Häm) kommt es zu Ablagerungen in inneren Organen und zu pathologischen Ausscheidungen im Urin (Nachdunkeln des Urins).

10.1.1 Barbituratvergiftung

Bei Einnahme von Barbituraten in hoher Dosierung, z. B. bei Süchtigen, kann es zu Vergiftungserscheinungen kommen.

Symptome:
- Schwere Erweckbarkeit bis hin zum Koma
- Zentrale Atemlähmung
- Hypotonie.

Therapie:
- Magenspülung nach Intubation
- Intensivmedizinische Überwachung (ggf. Beatmung)
- Ausscheidung über die Nieren erhöhen
- Alkalisierung des Harns (mit Bikarbonat, TRIS-Puffer).

10.2 Benzodiazepine

Benzodiazepine sind die derzeit am meisten verwendeten Schlafmittel. Sie haben eine ausgeprägt schlaffördernde Wirkung und haben die Barbiturate, vor allem wegen ihrer großen therapeutischen Breite und geringeren Nebenwirkungen, als Mittel der Wahl bei Schlafstörungen verdrängt. Eine Narkose lässt sich mit Benzodiazepinen nicht erreichen. Der Einsatz als Tranquilizer wird in Kapitel „Benzodiazepine“ besprochen.

■ **Benzodiazepine sind die derzeit am häufigsten verwendeten Schlafmittel.**

Pharmaka:
- Diazepam, z. B. Valium®
- Flunitrazepam, z. B. Rohypnol®
- Flurazepam, z. B. Dalmadorm®
- Nitrazepam, z. B. Mogadan®, Imeson®
- Midazolam, z. B. Dormicum®
- Triazolam, z. B. Halcion®
- Oxazepam, z. B. Adumbran®
- Lorazepam, z. B. Tavor®.

Wirkungen:
Benzodiazepine wirken über die Dämpfung des Limbischen Systems und der Formatio reticularis:
- Sedierend (beruhigend)
- Angst- und spannungslösend
- Einschlaffördernd
- Krampflösend (antikonvulsiv).

Das Limbische System liegt tief im Endhirn. Es beeinflusst das Wach-Schlaf-Verhalten und ist verantwortlich für die Steuerung von Emotionen, Motivation und Trieben. Benzodiazepine hemmen von dort stammende aktivierende Impulse. Es findet quasi eine Abschottung von äußeren störenden Reizen statt, eine sog. psycho-vegetative Entkopplung. Benzodiazepine wirken nicht antipsychotisch.

Indikationen:
- Einschlafstörungen
- Als Beruhigungsmittel bei psychischer Belastung

- Narkosevorbereitung (Prämedikation)
- Vorbereitung zur Gastroskopie
- Krampfzustände (Clonazepam, z. B. Rivotril®).

Nebenwirkungen:
- Paradoxe Erregung
- Psychische Abhängigkeit (Gewöhnung)
- Verminderung der Reaktionsfähigkeit, muskelerschlaffende Wirkung
- Gedächtnislücken (Triazolam)
- Atemdepression bei hoher Dosierung (Antidot = Flumazenal, Anexate®).

■ **Alkohol potenziert die Wirkung der Benzodiazepine.**

Kontraindikationen:
- Myasthenia gravis (da verminderter Muskeltonus)
- Schwere Leberschäden
- Stillzeit.

■ **Benzodiazepine sind aufgrund ihrer großen therapeutischen Breite und geringen Sucht-erzeugung Mittel der Wahl bei Schlafstörungen.**

Besonderes:
Bei der Auswahl des geeigneten Benzodiazepins sollte man sich an den Bedürfnissen des Patienten orientieren. Für einen schnellen Wirkungseintritt ist ein sofort wirksames Medikament interessant, das schnell inaktiviert wird (z. B. Midazolam) und damit keine Kumulationsgefahr besteht, wie bei Stoffen, deren Abbauprodukte selbst noch wirksam sind (z. B. Diazepam).

10.3 Thiazole

Die bekannteste Substanz aus dieser Gruppe ist Clomethiazol (Distraneurin®). Thiazole sind trotz ihrer dämpfenden Wirkung keine geeigneten Schlafmittel.

Pharmaka: Clomethiazol (Distraneurin®).

Indikationen:
- Alkoholdelir (Delirium tremens)
- Erregungszustände bei Zerebralsklerose
- Krampfzustände.

■ **Dämpfung von Erregungszuständen im Alkoholdelir: Clomethiazol.**

Wirkung: Zentrale Dämpfung.

Nebenwirkungen:
- Atemdepression bis hin zur Atemlähmung
- Abfall des systolischen Blutdrucks
- Sucht.

Kontraindikationen:
- Obstruktive Lungenerkrankung, z. B. Asthma bronchiale
- Gleichzeitige Alkoholeinnahme.

Besonderes: Clomethiazol sollte wegen Suchtgefahr nur kurzzeitig angewandt werden.

10.4 Andere Schlafmittel

Neben den Benzodiazepinen gibt es noch weitere, seltenere Substanzgruppen, die als Schlafmittel Anwendung finden.

10.4.1 Imidazopyridine

Imidazopyridine sind GABA-Agonisten und haben einen ähnlichen Wirkmechanismus wie Benzodiazepine. Das Wirkprofil ist dem der Benzodiazepine sehr ähnlich.

Pharmaka: Zolpidem, z.B. Bikalm®, Stilnox®.

10.4.2 H_1-Antihistaminika

Antihistaminika werden eigentlich bei allergischen Erkrankungen eingesetzt. Durch die Blockade zentraler H_1-Rezeptoren besitzen sie jedoch einen sedierenden Effekt. Diese Präparate sind frei verkäuflich.

Pharmaka:
- Diphenhydramin, z.B. Dormutil®, Sediat®
- Doxylamin, z.B. Sedaplus®.

11 Psychopharmaka

Psychopharmaka sind Medikamente zur Behandlung von Gemütskrankheiten und Erkrankungen des psychiatrischen Formenkreises. Durch die Psychopharmaka wurden entscheidende Fortschritte in der Behandlung der Psychosen erreicht. Die genauen Angriffsorte und Wirkungsmechanismen sind noch nicht geklärt. Man geht aber davon aus, dass die Psychopharmaka mit den natürlichen Überträgerstoffen des ZNS in Wechselwirkung treten und auf diesem Weg ihre Wirkungen entfalten.

Einteilung der Psychopharmaka

Es gibt mehrere Ansatzpunkte, nach denen die große Gruppe an Psychopharmaka eingeteilt werden kann. Am gängigsten ist eine Einteilung nach Substanzgruppen und Wirkprofilen:
- Neuroleptika
- Tranquillanzien (Anxiolytika)
- Stimulanzien (Analeptika, Psychoanaleptika)
- Antidepressiva (Thymoleptika, Thymoanaleptika).

Die genannten Gruppen besitzen ausgeprägte Wirkungen auf die Psyche. Je nach Stoffgruppe können Psychopharmaka wie folgt wirken:
- Dämpfend
- Anregend
- Antipsychotisch.

Tranquillanzien	Neuroleptika	Antidepressiva			Stimulanzien
beruhigend, spannungslösend	antipsychotisch	antidepressiv			aufputschend, müdigkeitslösend
		hauptsächlich antriebs-steigernd	hauptsächlich stimmungs-aufhellend	hauptsächlich angst-dämpfend	
z.B. Diazepam	z.B. Promethazin	z.B. Desipramin	z.B. Imipramin	z.B. Amitriptylin	z.B. Methylphenidat

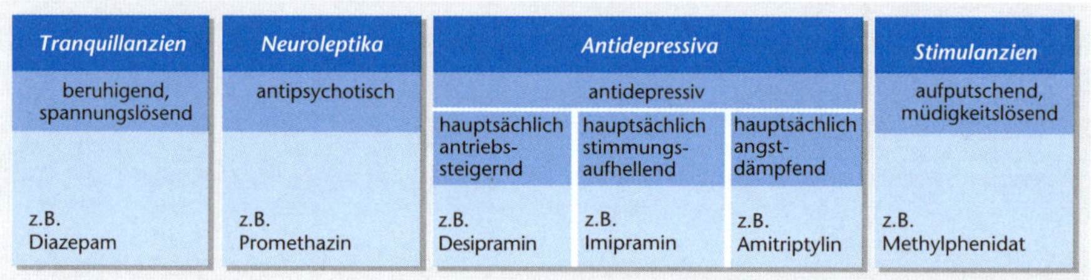

Abb. 21: Einteilung der Psychopharmaka

In Abhängigkeit von der Erkrankung ist entweder eine stimmungsaufhellende oder eine dämpfende Wirkung erwünscht. Antipsychotisch wirkende Pharmaka sind bei Psychosen indiziert.

Vorwiegend dämpfend wirken: Tranquillanzien.

Vorwiegend anregend wirken:
- Antidepressiva
- Stimulanzien.

Vorwiegend antipsychotisch wirken: Neuroleptika.

Die aus didaktischen Gründen gewählten Grenzen der Wirkprofile verwischen sich in der Praxis. Es ist meist nicht möglich, einem einzelnen Medikament nur eine der genannten Wirkungen zuzuordnen.

11.1 Tranquillanzien

Tranquillanzien (Tranquilizer) sind Substanzen, die dämpfend auf die Psyche wirken, ohne einen antipsychotischen Effekt zu besitzen. Ängste und Spannungen werden gemindert (anxiolytisch), die Patienten werden ruhiger und distanzierter. Die wichtigste Substanzgruppe sind die Benzodiazepine.

11.1.1 Benzodiazepine

Die Benzodiazepine sind eine große Gruppe von Medikamenten, deren bekanntester Vertreter das Diazepam (Valium®) ist. Benzodiazepine besitzen eine große therapeutische Breite, bergen allerdings die Gefahr des Missbrauchs (psychische Abhängigkeit) bei chronischer Anwendung. In therapeutischer Dosierung bewirken die Benzodiazepine eine sog. „psycho-vegetative Entkopplung", d.h., dass das Erleben bzw. die Wahrnehmung bedrohlicher Situationen sowie auch das Schmerzerleben abgemildert werden. Ihr Einsatz als Schlafmittel wird in Kapitel „Benzodiazepine" besprochen.

Pharmaka:

Im Folgenden steht k für kurze (6 Std.), m für mittlere (6–24 Std.) und l für lange (24 Std.) Wirksamkeit.

- Diazepam, z.B. Valium®, l
- Oxazepam, z.B. Adumbran®, Praxiten®, m
- Flurazepam, z.B. Dalmadorm®, l
- Midazolam, z.B. Dormicum®, k
- Triazolam, z.B. Halcion®, k
- Bromazepan, z.B. Lexotanil®, m
- Nitrazepam, z.B. Mogadan®, l
- Clonazepam, z.B. Rivotril®, l
- Flunitrazepam, z.B. Rohypnol®, m
- Di-Kalium-Clorazepat, z.B. Tranxilium®, l.

Indikationen:

- Angst- und Erregungszustände
- Schlafstörungen
- Entzugsunterstützung bei Alkoholikern
- Entzugsunterstützung bei Arzneimittelabhängigen
- Narkosevorbereitung
- Krampfleiden (besonders Diazepam)
- Petit mal-Anfälle (Clonazepam).

■ Benzodiazepine wirken angst- und spannungslösend.

Wirkungen:

- Dämpfung der Formatio reticularis (Wach-Schlaf-Zentrum)
- Dämpfung des Limbischen Systems (Gefühls- und Emotionsbereich).

Nebenwirkungen:

- Verminderte Leistungsfähigkeit
- Psychische Abhängigkeit
- Paradoxe Erregung (vor allem bei älteren Menschen)
- Atemdepression bei hoher Dosierung
- Unregelmäßige Menstruationsblutungen
- Obstipation
- Appetitzunahme
- Wirkungsverstärkung von Alkohol und zentral wirksamen Pharmaka.

■ Gefahr der psychischen, nicht aber der körperlichen Abhängigkeit bei Benzodiazepinen.

Kontraindikationen:

- Myasthenia gravis (da Muskeltonus vermindert)
- Leber und Nierenschäden
- Glaukom
- Alkoholgenuss
- Vor und während der Geburt.

Besonderes:

Bei wiederholter Gabe besteht Kumulationsgefahr für die Benzodiazepine mit langer Halbwertszeit (z.B. Diazepam ca. 30 Stunden, im Gegensatz zu Midazolam mit nur ca. 1 Stunde HWZ). Da eine große therapeutische Breite besteht, ist die Suizidrate gering. Eine Narkose können Tranquillanzien nicht induzieren. Psychosen werden durch Benzodiazepine nicht beeinflusst.

11.2 Neuroleptika

Neuroleptika sind antipsychotisch wirksame Medikamente. Ihr Hauptanwendungsgebiet sind **Psychosen** (z.B. Schizophrenie) und **Erregungszustände** (z.B. Manie). Ziel der Behandlung mit Neuroleptika ist es, die Patienten von ihren psychotischen Symptomen (z.B. Wahnvorstellungen, Halluzinationen) zu distanzieren und eine Krankheitseinsicht zu erreichen, die Grundlage einer weiteren Therapie ist. Folgende Substanzgruppen werden verwandt:
• Phenothiazine und Phenothiazin-Analoga
• Butyrophenone.

■ Neuroleptika wirken antipsychotisch.

11.2.1 Phenothiazine

Medikamente aus der Phenothiazingruppe wirken zentral dämpfend und antipsychotisch.

Pharmaka:
• Promethazin, z.B. Atosil®
• Chlorpromazin, z.B. Propaphenin®
• Perphenacin, z.B. Decentan®
• Fluphenazin, z.B. Lyogen®, Omca®
• Thioridazin, z.B. Melleril®
• Levomepromazin, z.B. Neurocil®
• Triflupromazin, z.B. Psyquil®.

Indikationen:
• Schizophrenie
• Alterspsychosen
• Narkoseprämedikation
• Schluckauf (Singultus)
• Halluzinationen
• Starke Schmerzzustände.

Wirkungen:
• Blockade von Adreno- und Serotonin-Rezeptoren
• Blockade der Dopaminrezeptoren (auch Auslöser für die Nebenwirkungen)
• Anticholinerge Wirkung (Acetylcholin-Rezeptorblockade)
• Antiemetische Wirkung durch direkten Angriff am Brechzentrum.

Nebenwirkung (vegetativ): Blutdruckabfall mit Tachykardie.

Nebenwirkungen (hormonell):
• Gewichtszunahme
• Verminderte Libido
• Zyklusstörungen
• Erhöhte Prolaktinausschüttung.

Weitere Nebenwirkungen:
• Erhöhte Krampfbereitschaft
• Zittern (Tremor) und ungezielte Bewegungen der Willkürmotorik (Dyskinesien)

- Erhöhtes Thromboserisiko
- Agranulozytose
- Gallenstau (Cholestase, ca. 1%).

Kontraindikationen:
- Glaukom
- Leber- und Herzschäden
- Alkoholgenuss.

■ **Klassische Indikation der Neuroleptika ist die Schizophrenie.**

Besonderes:
Die Neuroleptika sind nicht suchtauslösend. Die Therapie sollte einschleichend beginnen, da Kumulationsgefahr besteht.

11.2.2 Butyrophenone

Wichtigstes Medikament aus dieser Gruppe ist das **Haloperidol** (Haldol®). Butyrophenone sind im Vergleich zu den Phenothiazin-Verwandten stark wirksame Neuroleptika mit einer ausgeprägt antiemetischen Wirkkomponente (Verminderung des Brechreizes, besonders bei Droperidol).

Pharmaka:
- Droperidol, z.B. Dehydrobenzperidol®
- Benperidol, z.B. Glianimon®
- Haloperidol, z.B. Haldol®.

Indikationen:
- Psychosen
- Toxische und senile Psychosen
- Neuroleptanalgesie (Droperidol)
- Schluckauf (Singultus)
- Halluzinationen
- Starke Schmerzzustände.

Wirkung: Wie Phenothiazine.

Nebenwirkungen:
- Weniger vegetative Nebenwirkungen als Phenothiazine
- Mehr extrapyramidale Effekte, z.B. Tremor.

Kontraindikationen:
- Glaukom
- Leberschäden
- Herzschäden.

■ **Haloperidol ist ein stark wirksames Neuroleptikum.**

11.3 Antidepressiva

Antidepressiva, auch Thymoleptika oder Thymoanaleptika genannt, sind Medikamente zur Behandlung von **Depressionen**. Je nach Form der Depression stehen die folgenden Symptome mehr oder weniger ausgeprägt im Vordergrund:
- Depressive Grundstimmung
- Angst und Erregung
- Antriebsschwäche.

Mit Antidepressiva unterschiedlicher Wirkprofile kann die Behandlung auf die jeweilige Krankheitsausprägung abgestimmt werden.

Wirkprofile der Antidepressiva
- Depressionslösend, stimmungsaufhellend
- Antriebssteigernd, angstfördernd
- Antriebsdämpfend, angstlösend.

Einteilung

Unter Berücksichtigung der Hauptwirkkomponenten werden die Antidepressiva in drei Gruppen eingeteilt:
- Antidepressiva vom Imipramin-Typ → stark stimmungsaufhellend, bezüglich Antrieb/Angst neutral
- Antidepressiva vom Amitriptylin-Typ → antriebshemmend, angstlösend
- Antidepressiva vom Desipramin-Typ → antriebssteigernd, eher angstfördernd.

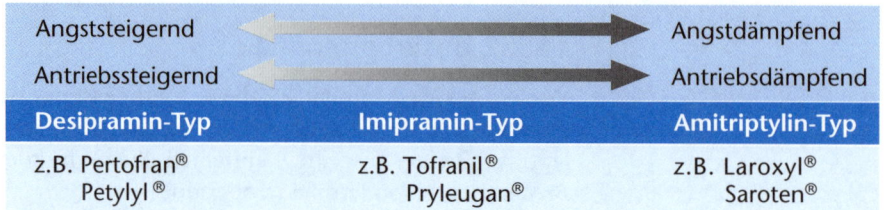

Angststeigernd		Angstdämpfend
Antriebssteigernd		Antriebsdämpfend
Desipramin-Typ	**Imipramin-Typ**	**Amitriptylin-Typ**
z.B. Pertofran® Petylyl®	z.B. Tofranil® Pryleugan®	z.B. Laroxyl® Saroten®

Abb. 22: Wirkprofil der Antidepressiva

11.3.1 Tri- und tetrazyklische Antidepressiva

Tri- und tetrazyklische Antidepressiva, die ihren Namen aufgrund der chemischen Struktur haben, sind häufig verwendete Substanzen. Die **stimmungsaufhellende** Wirkung tritt bei dieser Substanzgruppe mit einer Verzögerung von ca. 2 Wochen ein.

■ Die antidepressive Wirkung nach Gabe von trizyklischen Antidepressiva tritt erst nach 2 Wochen ein.

Pharmaka (Trizyklische):
- Amitriptylin, z.B. Saroten®
- Imipramin, z.B. Tofranil®
- Doxepin, z.B. Aponal®
- Lofepramin, z.B. Gamonil®
- Trimipramin, z.B. Stangyl®.

Pharmaka (Tetrazyklische):
- Maprotilin, z.B. Ludiomil®
- Mianserin, z.B. Tolvin®.

Indikationen:
- Depressionen (endogene, psychogene sowie symptomatische)
- Zwangsweinen
- Pavor nocturnus (Nachtangst).

Wirkung: Hemmung der Wiederaufnahme des Noradrenalins in die präsynaptischen Vesikel → Erhöhung der Katecholaminkonzentration.

Nebenwirkungen:
- Anticholinerge Nebenwirkungen (Obstipation, Tachykardie, Mundtrockenheit, Mydriasis)
- Blasenfunktionsstörungen
- Sedierung
- Ggf. Suizidtendenz
- Schwindel
- Herzrhythmusstörungen (insb. bei Überdosis)
- Schlafstörungen.

Kontraindikationen:
- Kombination mit MAO-Hemmstoffen
- Glaukom
- Kardiale Schäden
- Prostatahypertrophie
- Akute Alkohol- und Schlafmittelvergiftungen
- Leber- und Nierenschäden.

Besonderes:
Bei Überdosierung oder Vergiftung muss mit einem indirekten Parasympathomimetikum (z. B. Physostigmin) die Acetylcholinkonzentration erhöht werden. Bei der Therapie suizidgefährdeter Patienten muss die Depression vor der Antriebssteigerung behandelt werden, da eine Antriebssteigerung vor einer Depressionslösung die Entschlossenheit zur Selbsttötung steigern kann.

11.3.2 MAO-Hemmstoffe

MAO-Hemmstoffe (**M**ono-**A**mino-**O**xidase) werden aufgrund ihres ungünstigen Nebenwirkungsprofils kaum mehr eingesetzt. Sie sind nur bei therapierefraktären Fällen mit schwersten Depressionen gerechtfertigt. Das Enzym Monoaminooxidase baut physiologischerweise die Neurotransmitter Noradrenalin und Serotonin ab. Wird der Abbau der MAO durch MAO-Hemmer gestoppt, erhöht sich die Konzentration an Katecholaminen im synaptischen Spalt und es kommt zum antidepressiven Effekt. Patienten, die mit MAO-Hemmern behandelt werden, sind bei Zufuhr von tyraminhaltigen Lebensmitteln (z. B. Käse, Rotwein) und Sympathomimetika gefährlich überschießenden Katecholaminwirkungen (Blutdrucksteigerungen) ausgesetzt.

Pharmaka: Tranylcypromin.

Indikation: Chronische, schwere Depressionen.

Wirkung:
Hemmung des MAO-Abbaus erhöht die Konzentration an Überträgerstoffen.

Nebenwirkungen:
- Blutdruckanstieg
- Schlafstörungen
- Zentrale Erregung.

■ **MAO-Hemmstoffe hemmen den Abbau der Katecholamine.**

Kontraindikationen:
- Herz-Kreislauf-Erkrankungen
- 1. Trimenon der Schwangerschaft (strenge Indikationsstellung)
- Stillzeit (strenge Indikationsstellung)
- Einnahme von trizyklischen Antidepressiva → Gefahr von Krampfanfällen und schweren Erregungszuständen.

Besonderes:
Vermeidung tyraminreicher Kost (Fisch, Schokolade, reifer Käse, Bier, Wein) wegen der Gefahr von Bluthochdruckkrisen.

11.3.3 Selektive Serotonin-Wiederaufnahmehemmer

Selektive Serotonin-Wiederaufnahmehemmer (**S**elektive **S**erotonin-**R**euptake-**I**nhibitoren, SSRI) hemmen selektiv die Serotonin-Wiederaufnahme im synaptischen Spalt. Sie haben nicht die vegetativen Nebenwirkungen der tri- und tetrazyklischen Antidepressiva wie z. B. Mundtrockenheit, Obstipation oder Orthostaseprobleme.

Pharmaka:
- Fluoxetin, z. B. Fluctin®
- Fluvoxamin, z. B. Fevarin®
- Paroxetin, z. B. Tagonis®, Seroxat®.

Indikation: Endogene Depression.

Wirkung: Serotonin-Wiederaufnahmehemmung → erhöhte Konzentration an Serotonin im synaptischen Spalt → Stimmungsaufhellung.

Nebenwirkungen:
- Übelkeit / Erbrechen
- Schlafstörungen (Fluoxetin, Paroxetin)
- Angst- und Unruhezustände (Fluoxetin)
- Sedierung (Paroxetin).

Kontraindikation: Gleichzeitige Einnahme von MAO-Hemmern (erhöhte Serotoninwerte → ggf. Entwicklung eines lebensgefährlichen Serotonin-Syndroms).

11.3.4 Lithium-Salze

Die Lithium-Salze werden zur Prophylaxe (Vorbeugung) einer **manisch-depressiven Psychose** eingesetzt. Diese Erkrankung ist gekennzeichnet durch einen Wechsel von depressiven (melancholischen) und manischen Phasen (Antriebssteigerung, Ideenflucht und Stimmungshoch). Voraussetzung für eine wirksame Prophylaxe ist eine Lithiumgabe über mehrere Monate. Der Wirkungsmechanismus ist unklar. Lithium-Ionen ersetzen in der Zelle die dortigen Natrium-Ionen und später auch die Kalium-Ionen. Eine regelmäßige Kontrolle des Lithium-Serum-Spiegels ist wegen der Gefahr einer Lithium-Vergiftung notwendig.

Pharmaka:
- Lithiumcarbonat, z. B. Hypnorex retard®
- Lithiumsulfat, z. B. Lithium Duriles®.

Indikationen:
- Manien
- Prophylaxe manisch-depressiver Psychosen.

■ Lithium ist ein Medikament zur Langzeitprophylaxe von manisch-depressiven-Psychosen.

Wirkung: Natrium- und Kalium-Kanal-Beeinflussung.

Nebenwirkungen:
- Tremor (durch β-Blocker zu beseitigen)
- Gesteigerte Harnausscheidung
- Struma
- Durchfälle
- Fötale Missbildungen.

Kontraindikationen:
- Schwangerschaft und Stillzeit
- Niereninsuffizienz
- Kombination mit Saluretika oder kochsalzarmer Diät
- Morbus Addison.

■ Wegen der geringen therapeutischen Breite des Lithiums regelmäßige Kontrollen des Lithium-Spiegels im Serum.

Besonderes:

Bei einer Lithium-Vergiftung ist unbedingt auf die Natrium- und Kalium-Bilanz zu achten (ggf. Dialyse, forcierte Diurese). Zur Vermeidung einer Überdosierung ist der Lithiumspiegel regelmäßig zu kontrollieren.

Symptome einer Vergiftung:
- Erbrechen, Durchfall
- Schwindel
- Tremor.

■ Lithium hat eine geringe therapeutische Breite.

11.4 Psychoanaleptika

Psychoanaleptika oder Psychostimulanzien sind Medikamente zur Anregung der Psyche. Sie wirken nicht depressionslösend. Man unterscheidet:
- Methylxanthine (Koffein)
- Amphetamine und Verwandte.

Da die Stimulanzien die Leistungsfähigkeit des Körpers nur scheinbar erhöhen, besteht bei chronischer Anwendung die Gefahr der zunehmenden körperlichen Erschöpfung.

11.4.1 Amphetamine und Metamphetamine

Diese Substanzen sind Verwandte des Adrenalins und wirken zentral **stimulierend.** Die Müdigkeit wird für wenige Stunden beseitigt. Durch zunehmende körperliche Erschöpfung ist eine Dosissteigerung notwendig. Die Suchtgefahr ist groß. Amphetamine unterliegen daher dem **Betäubungsmittelgesetz.** Zwingende Indikationen sind selten.

■ Amphetamine führen nur zu einer scheinbaren Erhöhung der körperlichen Leistungsfähigkeit.

Pharmaka:
- Amfetaminil
- Fenetyllin
- Methylphenidat, z. B. Ritalin®.

Indikationen:
- Antriebsarmut (im Alter)
- Stotterleiden
- Müdigkeit
- Hyperkinesen im Kindesalter.

Wirkungen:
- Zentrale Freisetzung von Noradrenalin und Dopamin
- Hemmung der Wiederaufnahme der Kathecholamine.

Nebenwirkungen:
- Suchtgefahr
- Blutdruckanstieg
- Tachykardie.

Kontraindikationen:
- Hypertonie (nicht bei Fenetyllin)
- Hyperthyreose
- Phäochromozytom
- Angina pectoris
- Depressionen.

Besonderes:

Amphetamine sind Dopingmittel. Eigene Leistungsmöglichkeiten sind nicht mehr objektivierbar. Die Einnahme von Amphetaminen zur vermeintlich verbesserten körperlichen Leistungsfähigkeit ist unbedingt zu unterlassen. Als Appetitzügler nur unter ärztlicher Aufsicht verwenden.

■ **Die Modedroge Ecstasy ist ein Amphetaminderivat und kann schwere Langzeitschäden verursachen.**

11.4.2 Methylxanthine (Koffein)

Bekannteste Substanz aus der Methylxanthingruppe ist das Koffein. Weiterhin ist das Theophyllin insbesondere aus der Therapie des Asthma bronchiale bekannt. Koffein ist in Tee und Kaffee enthalten und steigert die Denk- und Merkfähigkeit.

Pharmaka:
• Koffein
• Ergotamintartrat, z. B. Cafergot®, enthält auch Koffein.

Indikationen:
• Migräneanfälle (Cafergot®)
• Müdigkeit
• Anregung des Merk- und Denkvermögens.

■ **Koffein führt zur vorübergehenden Erhöhung der Denk- und Merkfähigkeit.**

Wirkungen:
• Hirngefäßengstellung (günstig bei vasomotorischem Kopfschmerz)
• Sympathomimetische Wirkung durch vermehrte Freisetzung von Noradrenalin
• Periphere sympathomimetische Wirkung durch vermehrte Freisetzung von Adrenalin aus der Nebenniere.

Nebenwirkungen:
• Schlaflosigkeit
• Stimulation des Atemzentrums (in hohen Dosen)
• Tachykardie.

Kontraindikationen:
• Schwangerschaft
• Leber- und Nierenfunktionsstörungen
• Hypertonie und Koronarinsuffizienz
• Intraarterielle Injektionen (Vasospasmus)
• Gefäßerkrankungen
• Glaukom (Koffein)
• Ulkus duodeni.

Besonderes:

Vor allem bei älteren Menschen ist die „paradoxe Koffeinwirkung" beschrieben: Sie schlafen nach Koffeingenuss schnell ein. Dieser Effekt beruht vermutlich auf der verbesserten Hirndurchblutung.

12 Antiepileptika (Antikonvulsiva)

Antiepileptika sind Medikamente zur Behandlung von **Krampfleiden** (Epilepsien). Dies sind Erkrankungen mit einer erhöhten Erregbarkeit zentraler Nervenzellen. Folge der gesteigerten Erregbarkeit („herabgesetzte Krampfschwelle") sind anfallsweise Entladungen der Neurone mit Muskelkrämpfen, unkoordinierten Zuckungen und teilweisem Bewusstseinsverlust.

Ein **Krampfanfall** ist kein seltenes Ereignis und kann auch sonst gesunde Menschen treffen. Etwa 5% der Menschen sind einmal im Laufe ihres Lebens von einem Krampfanfall betroffen. Prinzipiell hat jedes Gehirn die Bereitschaft zu krampfen. Häufige Auslöser eines Krampfanfalls sind:

- Schlafmangel
- Optische oder akustische Reize, z. B. in einer Disco.

■ Im Prinzip kann jeder Mensch einen Krampfanfall erleiden.

Neben dem klassischen „Grand mal" (großer Krampfanfall) gibt es u. a. die nicht chronischen Okkasionskrämpfe („Gelegenheitskrämpfe"), z. B. der Krampf nach Vergiftungen oder Infektionen oder der Fieberkrampf eines Kindes (3% aller Kinder).

12.1 Wirkprinzip der Antiepileptika

Antiepileptika aller Substanzgruppen bewirken eine Heraufsetzung der Krampfschwelle. Erreicht wird dies z. B. durch:

- Hemmung der Freisetzung erregender Überträgerstoffe im ZNS
- Hemmung der Ausbreitung der Nervenimpulse.

■ Antikonvulsiva erhöhen die Krampfschwelle.

Je nach Wirkung und Substanzgruppe sind die Antikonvulsiva zur Therapie des akuten Krampfanfalls oder zur Langzeittherapie und Prophylaxe geeignet.

12.2 Benzodiazepine

Benzodiazepine (Tranquilizer, Schlafmittel) wirken krampflösend und krampfverhindernd. Sie werden bei kindlichen Formen der Epilepsie und im Status epilepticus eingesetzt.

Pharmaka:
- Clonazepam, z. B. Rivotril®
- Diazepam, z. B. Valium®
- Nitrazepam, z. B. Mogadan®

Indikationen:
- Fieberkrämpfe (besonders Valium®)
- Infektkrämpfe
- Sturzanfälle, Petit mal-Anfälle
- Status epilepticus (besonders Clonazepam).

■ Benzodiazepine wirken als Tranquilizer und Antikonvulsiva.

Wirkung: Verstärkung der Freisetzung hemmender Transmitter im Gehirn.

Nebenwirkungen:
- Verminderte Speichel- und Bronchialdrüsensekretion
- Schläfrigkeit, Muskelerschlaffung
- Psychische Abhängigkeit.

Kontraindikationen:
- Myasthenia gravis
- Gleichzeitige Einnahme von zentral dämpfenden Pharmaka und Alkohol.

Besonderes:
Hohe Dosen von Benzodiazepinen können eine Atemdepression verursachen, besonders in Verbindung mit Alkohol. Daher ist eine Überwachung der Patienten erforderlich.

12.3 Barbiturate

Barbiturate (starke Schlafmittel) werden vor allem in der Therapie des großen Krampfanfalls („Grand mal") mit tonisch-klonischen Muskelzuckungen und Bewusstseinstrübungen eingesetzt.

Pharmaka: Phenobarbital, z. B. Luminal®

Indikationen:
- Epilepsie (Grand mal-Anfälle)
- Schlaflosigkeit
- Erregungszustände.

Wirkung:
Senkung der Aktivität in der „Formatio reticularis" (Wach-Schlaf-Rhythmus).

Nebenwirkungen:
- Atemdepression
- Verminderte Alkoholtoleranz
- Blutdruckabfall
- Verlust der Erholsamkeit des Schlafes
- Erhöhte Krampfneigung bei plötzlichem Absetzen.

Kontraindikationen:
- In der Schwangerschaft vorsichtig dosieren
- Alkoholvergiftung
- Myocard-, Nieren- und Leberschäden
- Schwerer Asthmaanfall.

■ Barbiturate wirken krampflösend beim Grand mal-Anfall.

12.4 Hydantoine

Phenytoin aus der Stoffgruppe der Hydantoine wirkt ausgeprägt krampflösend. Es eignet sich zur Langzeittherapie der Grand mal-Epilepsie.

Pharmaka: Phenytoin (Zentropil®, Phenhydan®).

Indikationen:
- Grand mal-Anfälle
- Psychomotorische Epilepsieformen.

Wirkung: Blockierung der Natriumkanäle.

■ Phenytoin wirkt stark krampfunterdrückend, aber nicht sedativ.

Nebenwirkungen:
- Verminderte Wirksamkeit hormonaler Kontrazeptiva („Pille")
- Verminderte Wirksamkeit von Cumarin (Marcumar®)
- Allergische Reaktionen, Hautausschläge
- Zahnfleischwucherung
- Vermehrte Behaarung bei Frauen.

Kontraindikationen:
- AV-Block II. und III. Grades
- Leukopenie (Verminderung der Anzahl weißer Blutkörperchen)
- Schwangerschaft (strenge Indikationsstellung).

12.5 Valproinsäure-Derivate

Valproinsäure-Verbindungen werden vor allem bei Grand mal-Anfällen und Absencen (kurzzeitige Bewusstseinsstörungen) eingesetzt.

Pharmaka: Valproinsäure, z.B. Convulex®, Ergenyl®.

Indikationen:
- Epilepsie (Grand mal-Anfälle)
- Absencen, Petit mal-Anfälle.

Wirkung: Konzentrationserhöhung hemmender Überträgerstoffe im ZNS (GABA).

Nebenwirkungen:
- Vorübergehender Haarausfall
- Blutgerinnungsstörungen
- Leber- und Pankreasschäden
- Auslösen eines Lupus erythematodes.

Kontraindikationen:
- Schwangerschaft (20.–40. Schwangerschaftstag)
- Leberfunktionsstörungen.

Besonderes:
- Keine Kombination mit anderen Arzneimitteln
- Blutbildkontrolle.

12.6 Andere Antikonvulsiva

Neben den genannten häufig verwendeten Antikonvulsiva wirkt eine Reihe weiterer Substanzen krampflösend. Carbamazepin steht chemisch gesehen den trizyklischen Antidepressiva nahe.

Pharmaka:
- Carbamazepin, z.B. Tegretal®
- Sultiam, z.B. Ospolot®
- Ethosuximid, z.B. Petnidan®

13 Spasmolytika und Muskelrelaxanzien

Spasmolytika sind Medikamente zur Erschlaffung der **glatten** Muskulatur des Eingeweidetraktes, der Bronchial- sowie der Gefäßmuskulatur. Muskelrelaxanzien entspannen die **quergestreifte** Skelettmuskulatur des Bewegungsapparates. Die Wirkmechanismen von Spasmolytika und Muskelrelaxanzien sind unterschiedlich.

■ Die glatte Muskulatur wird durch Spasmolytika, die quergestreifte Skelettmuskulatur durch Muskelrelaxanzien erschlafft.

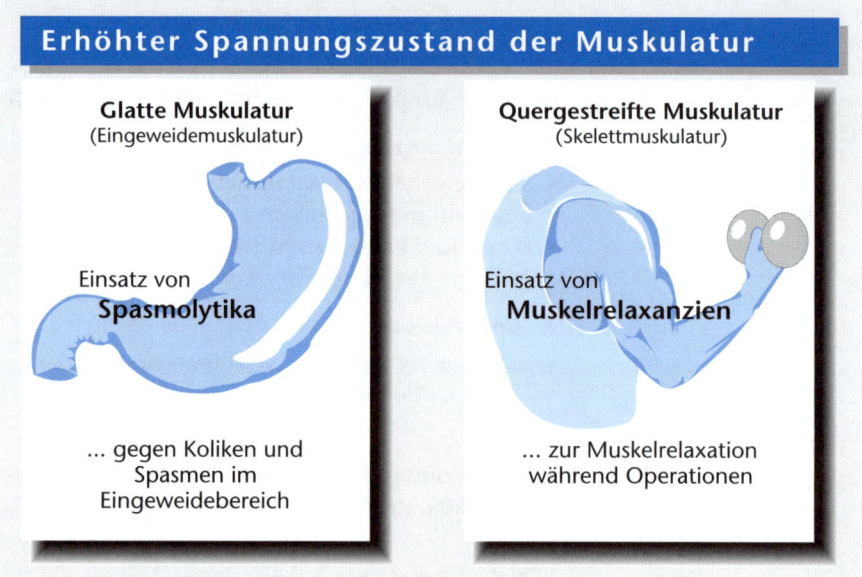

Abb. 23: Spasmolytika-Relaxanzien

13.1 Spasmolytika

Spasmolytika dienen der **Erschlaffung** der glatten Muskulatur. Die Muskulatur folgender Organe kann durch Spasmolytika beeinflusst werden:
- Uterus
- Bronchien
- Magen-Darm-Trakt
- Gallenblase
- Harnblase
- Ableitende Harnwege.

Folgende unterschiedliche Wirkprinzipien führen zur Spasmolyse:
- Erschlaffung durch Aufhebung des Parasympathikus (via Parasympatholyse = neurotrop)
- Erschlaffung durch direkten Angriff an der glatten Muskulatur (muskulotrop)
- Erschlaffung der glatten Muskeln durch Verstärkung des Sympathikus-Einflusses mittels β-Sympathomimetika.

13.1.1 Parasympatholytika

Parasympatholytika bewirken eine reversible (kompetitive) Hemmung der Erregungsübertragung an den parasympathischen Nervenfasern, die Befehlsübermittlung an die glatten Muskelzellen wird unterbrochen. Die Fähigkeit zur Kontraktion ist damit abgeschwächt bzw. aufgehoben. Genauer Wirkmechanismus in Kapitel 9.2, „Am Parasympathikus wirksame Pharmaka".

Auswirkungen auf die Organe:

- Erschlaffung der glatten Muskulatur von Bronchien, Uterus, Blase, Magen- Darm-Trakt
- Erweiterung der Hautgefäße
- Beschleunigung der Herzfrequenz (Einfluss des Nervus vagus erniedrigt)
- Abnahme der Schleimproduktion in Bronchien und Mund
- Erweiterung der Pupille (Mydriasis).

Pharmaka:

- Atropin, z. B. Atropinol®
- Ipratropium, z. B. Atrovent®
- Scopolamin-Butylbromid, z. B. Buscopan®
- Pirenzepin, z. B. Gastrozepin®
- Tropicamid, z. B. Mydrum®.

Indikationen:

- Spasmen im Verdauungstrakt (krampfartige Bauchschmerzen, Gallenkoliken, Scopolamin-Butylbromid)
- Spasmen im Urogenital-Trakt (Nierenkoliken, Scopolamin-Butylbromid)
- Ulcera ventriculi (Verminderung der Salzsäure-Produktion, Pirenzepin)
- Mydriatikum (für Augenspiegelungen, Tropicamid)
- OP-Prämedikation (Reduktion der Schleimbildung, Atropin)
- Bronchospasmus (Ipratropium).

■ **Typisches Anwendungsgebiet der Spasmolytika sind Gallen-, Nierenkoliken und krampfartige Schmerzzustände im Magen-Darm-Trakt.**

Wirkung:

Parasympatholyse durch kompetitive Besetzung der Acetylcholin-Rezeptoren.

Nebenwirkungen:

- Parotitis (da stark eingeschränkte Speichelproduktion)
- Hyperthermie (Hautgefäßerweiterung)
- Meteorismus (Blähungen)
- Darmatonie, Miktionsstörungen.

Kontraindikationen:

- Glaukom (Abflussstörung des Kammerwassers bei erweiterter Pupille, dadurch weitere gefährliche Erhöhung des Augeninnendruckes)
- Pylorusstenose
- Prostatahypertrophie
- Darmstenose
- Tachykardie
- Hyperthyreose.

13.1.2 β-Sympathomimetika

Die β-Sympathomimetika wirken unter anderem erschlaffend auf die Bronchial- und Uterusmuskulatur und spielen in der Asthmatherapie und in der Geburtshilfe eine wichtige Rolle. Näheres dazu in den Kapiteln 9 „Am Nervensystem wirksame Pharmaka" und 21 „Antiasthmatika".

13.1.3 Direkt wirkende Spasmolytika

Diese Spasmolytika wirken durch einen direkten Angriff an den glatten Muskelzellen. Die Substanzen sind meist Abkömmlinge des Papaverins, das in sehr geringer Konzentration im Opium enthalten ist. Gute Wirksamkeit ist immer dann zu erwarten, wenn ein erhöhter Muskeltonus vorliegt.

Pharmaka:
- Papaverin
- Moxaverin
- Trospiumchlorid, z. B. Spasmex®.

Indikationen:
- Gallensteinkoliken
- Nierensteinkoliken
- Bluthochdruck
- Durchblutungsstörungen des Gehirns (nicht Papaverin)
- Durchblutungsstörungen der Extremitäten
- Ruheschmerz bei Gefäßprozessen.

Wirkungen:
- Direkt erschlaffend an den glatten Muskeln
- Zum Teil indirekt durch Parasympatholyse.

Nebenwirkungen:
- Kopfschmerzen, Schwindel
- Arrhythmien, z. B. Tachykardie
- Verminderte Speichelproduktion.

Kontraindikationen:
- Herzinsuffizienz
- Prostataadenom
- Glaukom
- AV-Block.

Besonderes:
Wegen der Gefahr der Blutdrucksenkung muss die i.v.-Anwendung langsam erfolgen.

13.2 Muskelrelaxanzien

Muskelrelaxanzien sind Substanzen, die die quergestreifte Muskulatur (**Skelettmuskulatur**) erschlaffen (relaxieren). Hauptanwendungsgebiet ist die Relaxation der Muskulatur bei **Operationen.**

Physiologie der Muskelkontraktion
Die Muskelkontraktion ist abhängig von der Anwesenheit von Kalzium und Proteinen. Der an der motorischen Endplatte ankommende Reiz löst an den Muskeln eine Kontraktion aus. Die einzelnen Muskelfasern, die gebündelt wie Drahtseile aneinander liegen, können sich unter Energieverbrauch auf eine kleine Strecke zusammenziehen. Dies macht sich in der Summe aller kleinen Kontraktionen als Muskelverkürzung und damit als Anspannung bemerkbar. Führt diese Anspannung über ein Gelenk, kommt es zur Beugung oder Streckung.

Wirkmechanismus der Muskelrelaxanzien
Das willkürliche Nervensystem überträgt Reize aus der Großhirnrinde an die Muskulatur. Dem Befehl zur Kontraktion folgt eine typische Kette von Reaktionen:
- Reizankunft am Nervenende
- Freisetzen von Acetylcholin (Ach) an der motorischen Endplatte
- Entleerung von Ach in den synaptischen Spalt
- Anlagerung von Ach an die Rezeptoren
- Veränderung der elektrischen Verhältnisse an den Membranen
- Ausschüttung von Kalzium
- Kontraktion
- Rückführung von Kalzium in die Speicher.

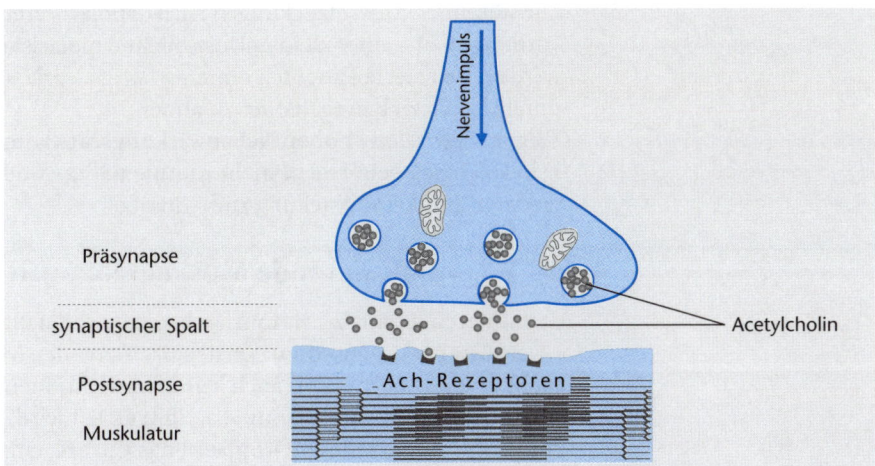

Abb. 24: Erregungsübertragung an der motorischen Endplatte

Der Angriffspunkt der Muskelrelaxanzien liegt an der **motorischen Endplatte,** der Schaltstelle zwischen Nerv und Muskel. Sie lagern sich an die **Rezeptoren** der motorischen Endplatte an und blockieren diese reversibel. Damit wird eine Anlagerung des physiologischen Acetylcholins und somit die Muskelkontraktion verhindert. Die Relaxanzien wirken:

- Depolarisierend
- Stabilisierend (nicht depolarisierend).

13.2.1 Depolarisierende Muskelrelaxanzien

Depolarisierende Muskelrelaxanzien imitieren die Wirkung des Acetylcholins. Sie passen genau auf den **Acetylcholin-Rezeptor** und lösen anfangs leichte Muskelzuckungen aus, bleiben dann aber am Rezeptor gebunden und verhindern somit die Anlagerung des Acetylcholins und weitere Kontraktionen. Bis zum Zeitpunkt des vollständigen Abbaus des depolarisierenden Muskelrelaxans ist keine neue Kontraktion möglich. Die im Handel befindlichen Medikamente sind kurz wirksam (5–10 min).

Pharmaka: Suxamethoniumchlorid, z. B. Pantolax®, Lysthenon®.

Indikation: Kurze Muskelrelaxation, z. B. zur Intubation oder für Einrenkmanöver unter Kurznarkose.

Wirkung: Depolarisation und Besetzung der Acetylcholin-Rezeptoren.

■ Depolarisierende Muskelrelaxanzien besetzen die Acetylcholinrezeptoren und lösen eine Kontraktion aus.

Nebenwirkungen:
- Muskelkater (durch anfängliches Muskelzittern)
- Anstieg des Augeninnendrucks
- Hyperkaliämie (Gefahr von Kammerflimmern).

Kontraindikationen:
- Cholinesterase-Mangel
- Penetrierende (durchspießende) Augenverletzungen
- Verbrennungen
- Polytrauma
- Hyperkaliämie
- Neuromuskuläre Erkrankungen (Querschnittslähmung, Polio).

Besonderes:
Sowohl das Acetylcholin als auch die depolarisierenden Relaxanzien werden durch die Cholinesterase abgebaut. Bei einigen Menschen gibt es einen angeborenen Mangel an Cholinesterase, so dass die Wirkdauer der Relaxanzien erheblich verlängert wird.

Die störenden Muskelzuckungen nach depolarisierendem Relaxans können durch die vorherige Gabe einer kleinen Dosis nicht depolarisierendem Relaxans verhindert werden. Relaxierte Patienten ohne vorherige Narkosemittelgabe wären hellwach und unfähig, sich zu bewegen oder zu atmen.

Wegen ihrer relativ **hohen Nebenwirkungsrate** kommen die depolarisierenden Muskelrelaxanzien heute nicht mehr routinemäßig, sondern nur noch in einer eng begrenzten Indikationsstellung zum Einsatz.

13.2.2 Stabilisierende Muskelrelaxanzien

Stabilisierende Muskelrelaxanzien besetzen ebenfalls die Acetylcholinrezeptoren, erregen aber im Gegensatz zu den depolarisierenden Muskelrelaxanzien die Rezeptoren nicht und erzeugen somit auch keine Kontraktionen. Der Rezeptor wird also nur **geblockt,** ohne dass eine Wirkung an ihm erzielt wird.

Ausgangssubstanz dieser Gruppe ist das **Curare**, ein südamerikanisches Pfeilgift, das zur Jagd benutzt wird. Die daraus abgeleiteten Medikamente finden als nicht depolarisierende Muskelrelaxanzien Anwendung. Acetylcholin steht in Konkurrenz zu Curare und besetzt freiwerdende Rezeptoren mit wirksamen Acetylcholin. Im Gegensatz dazu wird bei depolarisierenden Substanzen die Cholinesterase zum Abbau der Pharmaka gebraucht.

Pharmaka:
- Vecuronium, z. B. Norcuron®
- Alcuronium, z. B. Alloferin®
- Pancuronium, z. B. Pancuronium Curamed®
- Atracurium, z. B. Tracrium®.

Indikationen:
- Muskelrelaxation bei Operationen (Hauptindikation)
- Schwerste Muskelkrämpfe, z. B. bei Tollwut, Tetanus
- Intubation.

Wirkung: Reversible Bindung an den Acetylcholin-Rezeptor, Verhinderung der Depolarisation durch Acetylcholin.

■ Stabilisierende Muskelrelaxanzien wirken über eine reversible Blockade der Acetylcholinrezeptoren an der motorischen Endplatte.

Die Skelettmuskeln reagieren nach der Gabe von Muskelrelaxanzien in folgender Reihenfolge:
- Auge
- Zunge
- Finger
- Rumpfmuskeln
- Extremitätenmuskeln
- Zwischenrippenmuskeln
- Zwerchfell.

Nebenwirkungen:
- Blutdruckabfall
- Bronchokonstriktion durch Histaminfreisetzung
- Ggf. Tachykardie (Pancuronium).

Kontraindikationen:
- Myasthenia gravis
- Muskelschwäche
- Lambert-Eaton-Syndrom.

Besonderes:

Die durch Histamin vermittelten Nebenwirkungen wie Blutdruckabfall und Bronchokonstriktion können gemildert werden durch Vorab-Gabe von Promethazin (Atosil®), einem Neuroleptikum.

Bei der **Myasthenia gravis** handelt es sich um eine Erkrankung mit vorzeitiger belastungsabhängiger Ermüdbarkeit der Willkürmuskulatur. Als Ursache werden Antikörper gegen Acetylcholin-Rezeptoren der motorischen Endplatte verantwortlich gemacht. Die Symptome dieser Krankheit würden durch die Gabe von stabilisierenden Muskelrelaxanzien noch verstärkt werden.

Ähnlich verhält es sich beim **Lambert-Eaton-Syndrom.** Diese Erkrankung, die gehäuft mit einem kleinzelligen Bronchialkarzinom auftritt, weist eine Störung der elektromechanischen Kopplung auf mit ähnlichen Symptomen wie bei der Myasthenia gravis.

14 Diuretika

Diuretika sind Medikamente, die die **Harnausscheidung** der Nieren fördern. Die Nieren bilden durch Filtration schädlicher Stoffwechselprodukte (harnpflichtige Substanzen) aus dem Blut den Harn. Die ableitenden Harnwege sammeln den aus den Nieren austretenden Harn und leiten ihn über Harnleiter, Harnblase und Harnröhre nach außen ab.

14.1 Harnbildung

Die Niere besitzt neben den Blutgefäßen ein kompliziertes System von **Nierenkörperchen** und **Nierenkanälchen** (Nephrone), das für die Harnbildung verantwortlich ist. Die Niere eines Erwachsenen besitzt ca. 1,2 Millionen solcher **Nephrone**, die die Arbeitseinheiten der Niere darstellen.

Anteile eines Nephrons:
- Nierenkörperchen (Glomerulum)
- Nierenkanälchen (Tubulus).

Mehrere Tubuli münden in der Nierenrinde in ein Sammelrohr, das den Harn zum Nierenbecken transportiert. Der Harn wird über die ableitenden Harnwege ausgeschieden. Im **Glomerulum** wird durch Filtration aus dem Blut der Primärharn (Vorharn) gebildet. Im **Tubulus** wird durch Rückresorption von Flüssigkeit und Mineralien der Sekundärharn (Endharn) gebildet.

14.1.1 Bildung des Primärharns (Vorharn)

Die Bildung des Primärharns (Vorharn) findet im Glomerulum statt. Hier wird durch „Auspressen" der Kapillarschlingen ein **Ultrafiltrat** des Blutplasmas gebildet, das die meisten im Blut gelösten Stoffe in gleicher Konzentration enthält. Lediglich die Blutkörperchen und Eiweiße verbleiben im Gefäßsystem, da die „Poren" der Glomerulummembran nur Teilchen bis zu einer bestimmten Größe passieren lassen (Filterfunktion). Auf diese Weise werden pro Tag ca. 180 Liter Primärharn gebildet.

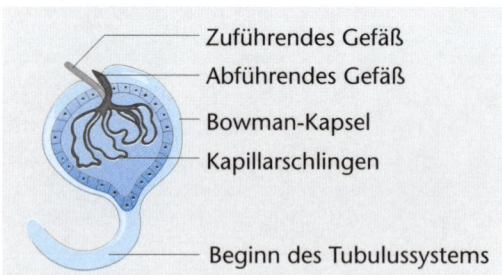

Abb. 25: Bau eines Nierenkörperchens

Zuführendes Gefäß
Abführendes Gefäß
Bowman-Kapsel
Kapillarschlingen

Beginn des Tubulussystems

Bau des Nierenkörperchens (Glomerulum):
- Durchmesser ca. 0,1–3 mm
- Zu jedem Nierenkörperchen zieht eine zuführende und eine abführende Arterie (Vas afferens und Vas efferens)
- Enthält in einem doppelwandigen Becher (Bowman-Kapsel) den Harnfilter, der aus etwa 30–40 Kapillarschlingen besteht
- Am unteren Pol der Bowman-Kapsel beginnt das Tubulussystem (Nierenröhrchen), in das die 180 Liter Primärharn abfließen und weiter verarbeitet werden

- Am oberen Pol des Nierenkörperchens liegt der juxtaglomeruläre Apparat, eine Gruppe von Zellen, die die Durchblutung des Glomerulums steuern.

■ **Im Nierenkörperchen werden durch Filtration aus dem Blut etwa 180 Liter Vorharn pro Tag gebildet.**

14.1.2 Bildung des Sekundärharns (Endharn)

Auf seinem Weg durch das Tubulussystem (Nierenkanälchen) wird der Primärharn durch Rückresorption von Flüssigkeit und Bestandteilen auf unter 1% seiner ursprünglichen Menge vermindert, also auf ca. 1,5 l/Tag. Die Konzentration von Harnstoff, NaCl und anderen Stoffen ist im Endharn ca. 3–4-mal höher als im Blut.
Im Nierenmark bilden die Blutgefäße und Nierentubuli gestreckt verlaufende Leitungsbündel, wobei deren Anordnung die Grundlage für die Rückresorption von Flüssigkeit und Teilchen aus dem Vorharn ins Blut bildet. Die Rückresorption erfolgt nach dem komplizierten Haarnadelgegenstromprinzip, das einen Rückstrom von Flüssigkeit bei gleichzeitiger Zunahme der Salzkonzentration in der im Tubulussystem verbleibenden Flüssigkeit ermöglicht.

Bau der Nierenröhrchen (Tubuli):
- Hauptstück
- Überleitungsstück
- Mittelstück.

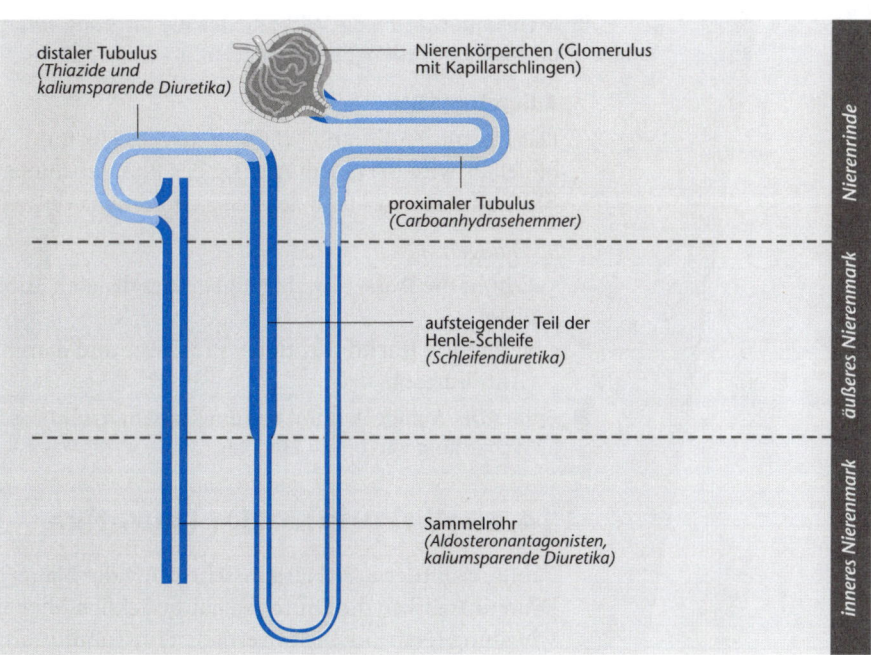

Abb. 26: Wirkorte der Diuretika

Hauptstück (proximaler Tubulus)
Hier werden durch aktive und passive Transportvorgänge Glukose, Elektrolyte und ein Großteil des Wassers rückresorbiert.

Überleitungsstück (Henle-Schleife)
Die Henle-Schleife dringt haarnadelförmig mit einem aufsteigenden und absteigenden Schenkel ins Mark ein. Im aufsteigenden, wasserundurchlässigen Teil erfolgt hauptsächlich die aktive Natrium-Rückresorption.

Mittelstück (distaler Tubulus)
Das Mittelstück besteht aus dem Verbindungsstück und dem Sammelrohr. Hier spielen das Mineralkortikoid Aldosteron und das Hormon ADH eine wichtige Rolle für die renale Wasserausscheidung. Die Sammelrohre der einzelnen Nephrone vereinen

sich zu größeren Sammelkanälen, die an der Papillenspitze in die Nierenkelche und weiter ins Nierenbecken münden.

■ **In den Nierenkanälchen (Tubuli) erfolgt durch Rückresorptionsvorgänge die Bildung des Endharns.**

14.1.3 Mineralkortikoide

Das Mineralkortikoid Aldosteron und das Hormon Adiuretin (ADH) greifen regulierend in die Harnausscheidung ein.

Aldosteron

Aldosteron wird in der Zona glomerulosa der Nebennierenrinde gebildet. Es gehört zur Gruppe der Mineralkortikoide, die eine besondere Wirkung auf den Wasser- und Mineralstoffwechsel besitzen.

Wirkungen:
- Vermehrte Natrium-Rückresorption im distalen Tubulus der Niere
- Vermehrte Kaliumausscheidung durch die Niere
- Zunahme des extrazellulären Flüssigkeitsvolumens
- Steigerung des Blutdrucks.

Durch die Natrium-Rückresorption verbleibt mit dem Natrium auch vermehrt Wasser im Organismus. Das erhöhte Volumen steigert den Blutdruck.

■ **Medikamente, die die Wirkung des Aldosterons hemmen, können als Blutdrucksenker eingesetzt werden (Spironolacton).**

Adiuretin (ADH)

Das Hormon Adiuretin (antidiuretisches Hormon, ADH) wird im Hypothalamus gebildet. Es wird bei einem Anstieg der Plasmaosmolarität (Konzentrationsanstieg im Blut) oder einem Abfall des Plasmavolumens vermehrt ins Blut abgegeben.

Wirkungen:
- Erhöht die Wasserdurchlässigkeit des distalen Tubulus und der Sammelrohre der Niere
- Vermehrte Rückresorption von Wasser und damit Hemmung der Harnproduktion (Antidiurese).

■ **Beim ADH-Mangel kommt es zum Krankheitsbild des Diabetes insipidus mit einer Harnausscheidung von bis zu 20 l/Tag.**

14.2   Wirkprinzip der Diuretika

Diuretika fördern die Harnausscheidung der Niere. Mit Ausnahme der osmotischen Diuretika wirken die Diuretika hauptsächlich über eine Steigerung der Natriumausscheidung (Natrium bleibt vermehrt im Tubuluslumen). Das Wasser folgt dem Natrium passiv nach.

Indikationen:
Die Konstanz und Regulation des Wasserhaushalts ist für die ungestörte Funktion praktisch aller Organsysteme unabdingbar. Diuretika werden immer dann eingesetzt, wenn über eine erhöhte Harnausscheidung das im Organismus vorhandene Flüssigkeitsvolumen vermindert werden soll:
- Bei Ödemen (Ausschwemmung im Gewebe eingelagerter Flüssigkeit)
- Bei Bluthochdruck (Verminderung des zirkulierenden Blutvolumens und damit Senkung des Blutdrucks)
- Bei Herzinsuffizienz (Verminderung des Blutvolumens, das durch den geschwächten Herzmuskel gepumpt werden muss)
- Bei Vergiftungen (verstärkte Ausscheidung der giftigen Substanzen).

Die Diuretika haben je nach Stoffgruppe unterschiedliche Angriffsorte, Wirkprofile und Einsatzbereiche.

Man teilt Diuretika in mehrere Gruppen ein:
- Osmotische Diuretika
- Carboanhydrase-Hemmer
- Thiazide
- Schleifendiuretika
- Aldosteron-Antagonisten
- Kaliumsparende Diuretika.

■ Diuretika fördern die Harnausscheidung.

14.2.1 Osmotische Diuretika

Osmotische Diuretika werden intravenös infundiert. Durch ihre starke osmotische Wirksamkeit kommt es zu einem **Einstrom der Flüssigkeit** vom umliegenden Gewebe in das Gefäßsystem. Die vermehrt anfallende Flüssigkeit wird im Tubulussystem nicht rückresorbiert, sondern mit dem Harn ausgeschieden.

Pharmaka:
- Mannit, z.B. Osmofundin®
- Sorbit, z.B. Sorbitol-Infusionslösung.

Indikationen:
- Hirnödem
- Vergiftungen
- Prophylaxe des akuten Nierenversagens.

Nebenwirkungen:
- Starker Wasserverlust (Dehydrierung)
- Kreislaufbelastung in der Anfangsphase durch Infusion einer zusätzlichen Flüssigkeitsmenge.

Kontraindikationen:
- Lungenödem
- Herzinsuffizienz
- Anurie.

14.2.2 Carboanhydrase-Hemmer

Die Hemmung des Enzyms Carboanhydrase führt zu einer **Verringerung der tubulären Rückresorption** von Natrium. Natrium bleibt vermehrt im Tubulus, die Ausscheidung von Natrium und Wasser ist erhöht.

Pharmaka: Acetazolamid, z.B. Diamox®.

Indikation: Verminderung der Kammerwasserproduktion am Auge.

Nebenwirkungen:
- Hypokaliämie
- Herzrhythmusstörungen.

Kontraindikationen:
- Langzeittherapie während der Schwangerschaft
- Leberkoma
- Nierenschäden
- Hypokaliämie.

14.2.3 Thiazide

Thiazide hemmen im distalen Tubulus die Natriumrückresorption. Natrium bleibt vermehrt im Tubulus, die Natrium- und Wasserausscheidung ist erhöht.

Pharmaka:
- Mefrusid, z. B. Baycaron®
- Hydrochlorothiazid, z. B. Esidrix®.

Indikationen:
- Bluthochdruck
- Ödeme bei chronischer Nieren- und Herzinsuffizienz.

Nebenwirkungen:
- Hypokaliämie
- Verschlechterung einer diabetischen Stoffwechsellage.

Kontraindikationen:
- Schwangerschaft
- Leberkoma
- Nierenschäden
- Hypokaliämie.

14.2.4 Schleifendiuretika

Schleifendiuretika greifen am aufsteigenden Teil der Henle-Schleife an und verhindern dort eine Rückresorption von Natrium. Schleifendiuretika zeichnen sich durch schnellen und starken Wirkungseintritt aus.

■ Schleifendiuretika wirken schnell und stark.

Pharmaka:
- Furosemid, z. B. Lasix®, Fusid®, Ödemase®
- Piretanid, z. B. Arelix®
- Etacrynsäure, z. B. Hydromedin®.

Indikationen:
- Ödeme bei akuter Nieren- und Herzinsuffizienz, akutes Lungenödem
- Drohende Anurie (Versiegen der Harnproduktion)
- Vergiftungen.

■ Wegen des schnellen Wirkungseintritts sind Schleifendiuretika zur Therapie akuter Ödeme im Notfall geeignet.

Nebenwirkungen:
- Hypokaliämie
- Hyperglykämie (Verringerung der Insulinausschüttung)
- Hyperurikämie (Harnsäuregehalt steigt)
- Hörschäden (bei hohen Dosierungen).

Kontraindikationen:
- Leberkoma
- Nierenschäden mit Anurie
- Bestehende Hypokaliämie
- Langzeitbehandlung in der Schwangerschaft.

14.2.5 Aldosteron-Antagonisten

Aldosteron-Antagonisten blockieren die Aldosteronwirkung. Natrium- und Harnausscheidung steigen an, die Kaliumausscheidung sinkt.

Pharmaka: Spironolacton, z. B. Aldactone®, Osyrol®.

Indikationen:
- Erhöhter Aldosteronspiegel (primärer und sekundärer Hyperaldosteronismus)
- Ödeme bei Leberzirrhose mit Aszites (Wasserbauch).

Nebenwirkungen:
- Hyperkaliämie
- Gynäkomastie, Amenorrhoe, Stimmänderungen (die chemische Struktur des Aldosterons ähnelt den Sexualhormonen)
- Störungen im Verdauungstrakt
- Hautrötungen.

Kontraindikationen:
- Niereninsuffizienz
- Bestehende Hyperkaliämie
- Bestehende Hyponatriämie
- Schwangerschaft.

14.2.6 Kalium sparende Diuretika

Die Kalium sparenden Diuretika hemmen die Natriumrückresorption im distalen Tubulus. Gleichzeitig kommt es zur erheblichen Kaliumretention.

Pharmaka:
- Amilorid, z. B. Esmalorid®, Tensoflux®
- Triamteren
- Triamteren + Hydrochlorothiazid, z. B. Dytide H®
- Amilorid + Hydrochlorothiazid, z. B. Aquaretic®, Moduretik®.

Indikation: Langzeittherapie der Hypertonie (in Kombination mit Thiaziden).

Nebenwirkungen:
- Hyperkaliämie
- Störungen im Gastro-Intestinal-Trakt
- Azidose.

Kontraindikationen:
- Bestehende Hyperkaliämie
- Nierenerkrankungen
- Schwangerschaft.

15 Antihypertensiva

Antihypertensiva sind Medikamente zur Behandlung des **Bluthochdrucks.** Nach Definition der WHO liegt eine **Hypertonie** vor, wenn der systolische Wert über 140 mmHg und der diastolische Wert über 90 mmHg steigt. Bluthochdruck (Hypertonie) ist eine der häufigsten Erkrankungen. Etwa 10–20 % der Menschen in den Industrienationen leiden an einer Hypertonie. Wegen der Häufigkeit und der möglichen Langzeitfolgen wie Arteriosklerose, Herzinfarkt und Schlaganfall hat die Erkennung und Therapie des Bluthochdrucks eine überragende Bedeutung.

Einteilung der Hypertonien:
- Primäre, essentielle Hypertonie (Ursache unbekannt, durch viele Faktoren ausgelöst, häufigste Form, ca. 90 %)
- Sekundäre Hypertonie, insgesamt ca. 10% (Ursache bekannt, Folge von Nieren- und Gefäßerkrankungen, endokrine Hypertonie, Schwangerschaftshypertonie).

Ziel der Antihypertensiva ist es, den Blutdruck zu senken und damit das Risiko der Folgeschäden zu mindern. Hierzu stehen verschiedene Angriffspunkte und Wirkprinzipien zur Verfügung. Der Druck im Gefäßsystem kann entweder durch Erweiterung der Gefäße oder Verminderung des zirkulierenden Blutvolumens gesenkt werden.

10% aller Schwangeren entwickeln nach den ersten 22 Wochen eine behandlungsbedürftige Hypertonie.

■ Der Großteil der Hypertoniker ist nicht oder unzureichend behandelt.

Ca. 25 % aller Todesfälle jenseits des 40. Lebensjahres beruhen indirekt auf einer Hypertonie. In 60–70 % der Fälle sterben Hypertoniker an einer Linksherzinsuffizienz und koronaren Herzerkrankung. Etwa die Hälfte aller Hypertoniker entwickeln eine Arteriosklerose.

15.1 Allgemeines Therapieregime der Hypertonie

In seltenen Fällen kann ein erhöhter Blutdruck durch eine operative Beseitigung der Ursache normalisiert werden (Phäochromozytom, Nebennierenrindentumor).
In den meisten Fällen, gerade bei der **essentiellen Hypertonie,** muss der Blutdruck durch allgemeine Maßnahmen der Lebensführung und eine wirksame medikamentöse Therapie (oft lebenslang) im Normbereich eingestellt werden. Nur so können die gravierenden Gefäßschäden und Arteriosklerose, Herzinfarkt und Schlaganfall verhindert werden.

■ Jeder Bluthochdruck sollte durch geeignete Lebensführung und eine ausreichende medikamentöse Therapie behandelt werden.

Allgemeinmaßnahmen
Vor bzw. zusätzlich zu einer medikamentösen Therapie des Bluthochdrucks müssen immer zusätzlich folgende Maßnahmen ergriffen bzw. Lebensregeln befolgt werden:
- Gewichtsnormalisierung
- Salzarme Diät
- Rauch- und Alkoholverbot
- Körperliches Training.

■ Vor Beginn einer medikamentösen Therapie Gewichtsnormalisierung.

15.2 Sympathikus hemmende Stoffe

Die meisten der klinisch gebräuchlichen Antihypertensiva wirken direkt oder indirekt über eine **Hemmung des Sympathikus.** Eine Hemmung des sympathischen Anteils des vegetativen Nervensystems hat entsprechend der physiologischen Wirkung eine Blutdrucksenkung zur Folge.

■ Die meisten der blutdrucksenkenden Mittel wirken über eine Hemmung des Sympathikus.

15.2.1 α- und β-Rezeptorenblocker (Sympatholytika)

α-Rezeptorenblocker und β-Rezeptorenblocker hemmen die α- und β-Rezeptoren des Sympathikus und bewirken eine Abschwächung bzw. Aufhebung der Sympathikuswirkung (ausführliche Darstellung siehe Kapitel Sympatholytika). Beide führen neben anderen Effekten zu einer Blutdrucksenkung.

α-Blocker

Die Blockierung der α-Rezeptoren hat vor allem eine **Gefäßerweiterung** in der Peripherie zur Folge, da die gefäßverengende Stimulierung der α-Rezeptoren ausbleibt.

Pharmaka: Prazosin, z.B. Minipress®.

■ α-Blocker eignen sich zur Gefäßerweiterung im peripheren Gefäßsystem.

β-Blocker

Von therapeutischer Bedeutung ist vor allem die Blockade der β_1-Rezeptoren am Herzen, die zur Erniedrigung des Herzzeitvolumens und zur Senkung des Blutdrucks führt. Die Blockade der β_2-Rezeptoren am **Bronchialsystem** ist ein unerwünschter Nebeneffekt.

Pharmaka:
- Metoprolol, z.B. Beloc®
- Propranolol, z.B. Dociton®
- Acebutolol, z.B. Prent®
- Pindolol, z.B. Visken®.

■ Unerwünschter Nebeneffekt der β-Blocker: Verengung der Bronchien.

15.2.2 Einbau falscher Überträgerstoffe

Durch Einbau einer falschen Überträgersubstanz wird die Wirksamkeit des Transmitters geschwächt. Erreicht wird dies durch die Gabe eines falschen Ausgangsprodukts. Anstatt des physiologischerweise im ZNS vorkommenden Dopa wird α-Methyl-Dopa zugeführt. Das führt zur Produktion weniger bzw. kaum wirksamer Noradrenalin- sowie Dopaminverbindungen.

■ Einbau des falschen Transmitters im ZNS führt zur Synthese unwirksamer Noradrenalin- und Dopaminverbindungen.

Pharmaka: Methyldopa, z.B. Methyldopa 250 Stada®, Presinol®.

Indikation: Schwere Hypertonie, wenn andere Mittel versagen.

Wirkung: Ersatz des körpereigenen Dopas durch weniger wirksames α-Methyl-Dopa (künstlicher, falscher Transmitter).

Nebenwirkungen:
- Parkinsonismus
- Sedierung
- Impotenz, Ovarialinsuffizienz
- Fieber, Schwindel
- Natrium- und Wasserretention

- Störungen im Gastro-Intestinal-Trakt
- Leberschäden, hämolytische Anämie
- Gynäkomastie.

Kontraindikationen:
- Lebererkrankungen
- Niereninsuffizienz
- Morbus Parkinson
- Leichte Hypertonie.

Besonderes:

Der **Parkinsonismus** entsteht durch die medikamentös bedingte Veränderung des natürlichen Dopamins. Dadurch kommt es zum Ungleichgewicht Dopamin-Acetylcholin zugunsten des Acetylcholins und den typischen Parkinsonsymptomen wie Tremor, Bewegungsarmut und Rigor.

15.2.3 Hemmung der Wiederaufnahme der Überträgerstoffe

Noradrenalin als Überträgerstoff des Sympathikus ist in den Vesikeln der Nervenendigungen gespeichert. Nach Entleerung der Noradrenalinspeicher mit entsprechender Wirkung kommt es zur erneuten Aufnahme in die Speichervesikel. Reserpin und Guanethidin hemmen die Wiederaufnahme, so dass der Gehalt an Noradrenalin im Vesikel abnimmt und weniger Noradrenalin zur Verfügung steht. Folge ist eine Abschwächung der sympathischen Wirkung und eine Blutdrucksenkung.

■ Hemmung der Noradrenalinaufnahme in die präsynaptischen Speicher hat eine verminderte Sympathikuswirkung mit Blutdruckabfall zur Folge.

Pharmaka:
- Reserpin
- Guanethidin.

Indikation: Schwere Hypertonie.

Wirkung: Speicherentleerung und Hemmung der Wiederaufnahme des Noradrenalins.

Nebenwirkungen:
Die Nebenwirkungen erklären sich zum Großteil durch das Überwiegen des Parasympathikus:
- Sedierung
- Gesteigerte Magen-Darm-Motilität, ggf. Ulcera
- Bradykardie, Kreislaufstörungen
- Miosis (enge Pupille), Ptosis (herabhängendes Lid)
- Nasenverstopfung
- Depressive Stimmungslage mit Selbstmordgefahr
- Verminderte Libido, Gynäkomastie.

Zu Beginn der Behandlung kann es durch die vorübergehende Speicherentleerung zu einem kurzzeitigen Anstieg des Blutdrucks kommen.

Kontraindikation:
- Depression
- Epilepsie
- Asthma bronchiale
- Ulcus ventriculi und duodeni
- Operationen
- Nierenfunktionsstörungen
- Akute Vergiftungen mit Barbituraten und Alkohol
- Gleichzeitige Therapie mit MAO-Hemmern, Hypnotika oder Sedativa.

Besonderes:
- Liquorgängig
- Nicht als Schlafmittel verwendbar
- Ggf. Fahruntüchtigkeit.

■ Reserpin ist ein selten verwendetes Medikament.

15.2.4 Zentral wirksame Medikamente

Die zentral wirksamen Medikamente täuschen durch Erregung der zentralen α-Rezeptoren einen Bluthochdruck im peripheren Gefäßsystem vor, so dass das ZNS Mechanismen zur Blutdrucksenkung in Gang setzt.

Pharmaka: Clonidin, z.B. Catapresan®, Clonidin 100 Riker®.

Indikation:
- Hypertonie
- Clonidin zum Abmildern der Entzugssymptome bei Opiatentzug und Alkoholdelir.

Wirkung: Gesenkter Sympathikotonus durch Stimulation zentraler β-Rezeptoren.

Nebenwirkungen:
- Obstipation
- Natrium- und Wasserretention
- Verminderte Libido, Potenzstörungen
- Mundtrockenheit
- Bradykardie
- Kurzfristiger Blutdruckanstieg bei Therapiebeginn
- Schlafstörungen.

Der Blutdruckanstieg zu Beginn der Behandlung erklärt sich aus der Mitreaktion der peripheren α-Rezeptoren, die zu Therapiebeginn vasokonstriktorisch wirken. Da der zentrale (sympatholytische) Effekt aber den peripheren (sympathomimetischen) überwiegt, kommt es dennoch zur Blutdrucksenkung.

Kontraindikation:
- Erkrankung des Sinusknotens (Herzschrittmacherfunktion)
- Alkoholvergiftungen
- 1.–3. Schwangerschaftsmonat
- Bradykardie.

15.3 Nicht am Sympathikus angreifende Stoffe

Diese zweite Gruppe der Antihypertensiva wirkt nicht über eine Hemmung des Sympathikus.

15.3.1 Vasodilatatoren

Vasodilatatoren erweitern die Gefäße in der Peripherie durch direkten Angriff an der Gefäßmuskulatur und führen dadurch zu einer Blutdrucksenkung.

■ Vasodilatatoren führen durch direkten Angriff an der Gefäßmuskulatur zu Gefäßerweiterung und Blutdrucksenkung.

Pharmaka:
- Minoxidil, z.B. Lonolox®
- Dihydralazin, z.B. Nepresol®.

Indikation:
- Hypertonie (auch bei Schwangerschaft)
- Hochdruckkrisen.

Wirkung: Direkter Angriff an der Gefäßmuskulatur.

Nebenwirkungen:
- Erkrankungen des blutbildenden Systems
- Kreislaufstörungen, Schwindel
- Bei Dihydralazin kompensatorische Tachykardie, daher zusätzlich β-Blocker
- Bei Minoxidil Natrium- und Wasserretention, daher zusätzlich Diuretika
- Bei Minoxidil verstärktes Haarwachstum
- Bei Dihydralazin dosisabhängig Ausbildung eines Lupus erythematodes.

Kontraindikation:
- Koronarsklerose (Dihydralazin)
- Ulkusleiden.

15.3.2 Kalziumantagonisten

Kalziumantagonisten (siehe Kapitel Kalziumantagonisten) unterdrücken den Kalziumeinstrom in die Zelle. Dies führt über die Abnahme der Herzfrequenz und die Verlängerung der AV-Überleitungszeit auch zur Blutdrucksenkung. Zusätzlich wirken Kalziumantagonisten gefäßerweiternd und damit blutdrucksenkend. Bekanntester Vertreter ist das **Nifedipin.**

15.3.3 ACE-Hemmer

ACE-Hemmer verhindern die Synthese des Angiotensin-Converting-Enzyms (ACE). Das ACE katalysiert die Synthese von Angiotensin I zu Angiotensin II. Angiotensin II ist eine der stärksten vasokonstriktorisch und damit blutdrucksteigernd wirksamen Substanzen. Eine ACE-Hemmung vermindert die Angiotensin II- Konzentration und senkt den Blutdruck.
Zusätzlich wird die Bildung des Aldosterons eingeschränkt, das die Ausscheidung vermindert und so das Blutvolumen erhöht. Die subjektive Verträglichkeit der ACE-Hemmer ist in der Regel sehr gut. ACE-Hemmer gehören zur Basistherapie bei arterieller Hypertonie. Die ACE-Hemmer werden ausführlich in Kapitel 18.1 besprochen.

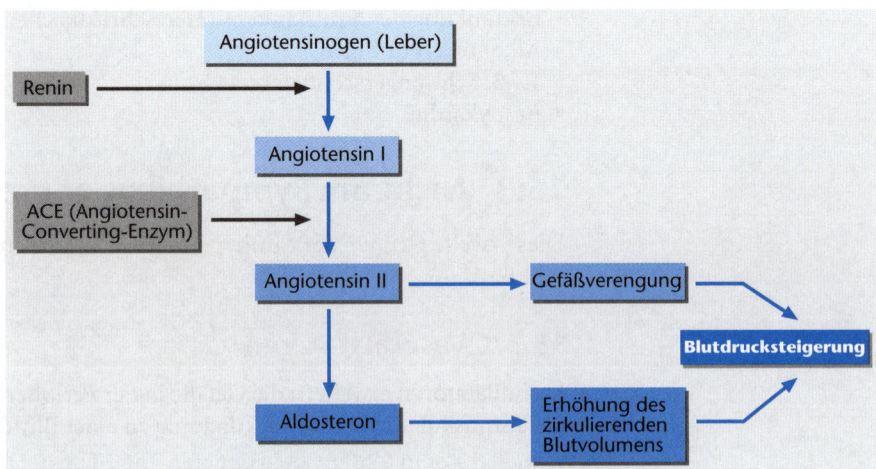

Abb. 27: Renin-Angiotensin-Mechanismus

15.3.4 Diuretika

Diuretika fördern die Harnausscheidung. Sie wirken über die Verminderung des zirkulierenden Blutvolumens ebenfalls blutdrucksenkend (Diuretika siehe Kapitel 14).

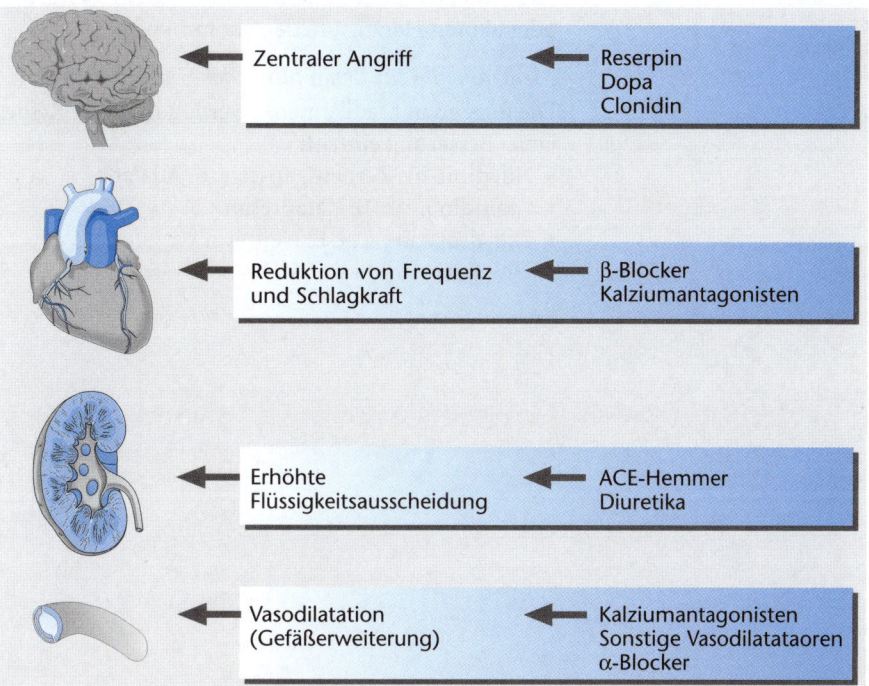

Abb. 28: Angriffsorte der Antihypertensiva

15.4 Medikamentöse Stufentherapie der Hypertonie

Zur medikamentösen Therapie der Hypertonie stehen vier Basis-**Antihypertensiva** zur Verfügung, die je nach Bedarf und Höhe der Hypertonie kombiniert werden können:

- Diuretika, z.B. Lasix®, erhöhen die Flüssigkeitsausscheidung, reduzieren das Blutvolumen und senken somit den Blutdruck
- β-Blocker, z.B. Beloc mite®, senken Herzfrequenz und Blutdruck
- ACE-Hemmer, z.B. Xanef® oder Lopirin®, blockieren den Renin-Angiotensin-Aldosterin-Mechanismus
- Kalziumantagonisten, z.B. Dilzem® oder Adalat®, führen über eine Gefäßerweiterung und eine Reduzierung der Schlagkraft zu einer Blutdrucksenkung.

Kommt es unter Gabe eines Antihypertensivums nicht zu einer Blutdrucknormalisierung, so können zwei, in schweren Fällen auch drei Präparate kombiniert werden.

■ Medikamentöse Basistherapie der Hypertonie mit einem β-Blocker und/oder einem Diuretikum.

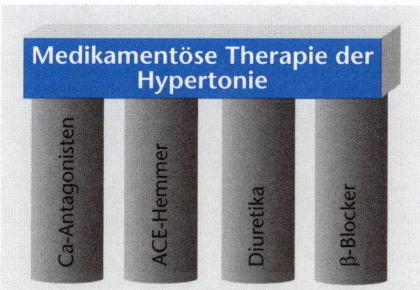

Abb. 29: Medikamentöse Therapie der Hypertonie

15.4.1 Therapie des hypertensiven Notfalls

Ein hypertensiver Notfall liegt vor, wenn aufgrund eines krisenhaften Anstiegs des Blutdrucks eine lebensbedrohliche Situation eingetreten ist, die eine sofortige Senkung des Drucks erforderlich macht. Bei Hochdruckkrisen kann es zur Hirnblutung oder akuten Herzinsuffizienz kommen.

Medikamente zur Behandlung der Hochdruckkrise:
Die folgenden Medikamente werden in dieser Reihenfolge gegeben, wenn jeweils keine Besserung eintritt:

- Nifedipin als Zerbeißkapsel, z. B. Adalat®
- Clonidin i.v., z. B. Catapresan®
- Dihydralazin i.v., z. B. Nepresol®
- Evtl. Furosemid i.v., z. B. Lasix®.

16 Antiarrhythmika

Antiarrhythmika sind Medikamente zur **Regulierung des Herzrhythmus.** Veränderungen des normalen Herzrhythmus sind von unterschiedlicher Ursache und Ausprägung. Sie können vom klinisch unbemerkten Extraschlag (Extrasystole) bis zum tödlichen Kammerflimmern reichen.

Das Herz besitzt ein eigenes **Reizleitungssystem** mit der Fähigkeit zur selbstständigen Erregungsbildung und -leitung. Man teilt die Rhythmusstörungen in Erregungsbildungsstörungen und Erregungsleitungsstörungen ein. Bei Erregungsbildungsstörungen liegt eine Erkrankung der Schrittmacherzellen vor, bei Erregungsleitungsstörungen ist die Ausbreitung der Erregung über das Herz gestört. Beide genannten Formen können zur Störung des Herzrhythmus, also zur ungeregelten Herzkontraktion mit schlechter Auswurfleistung führen. Zudem kann eine pathologische Erhöhung (Tachykardie) oder Erniedrigung (Bradykardie) der Herzfrequenz vorliegen.

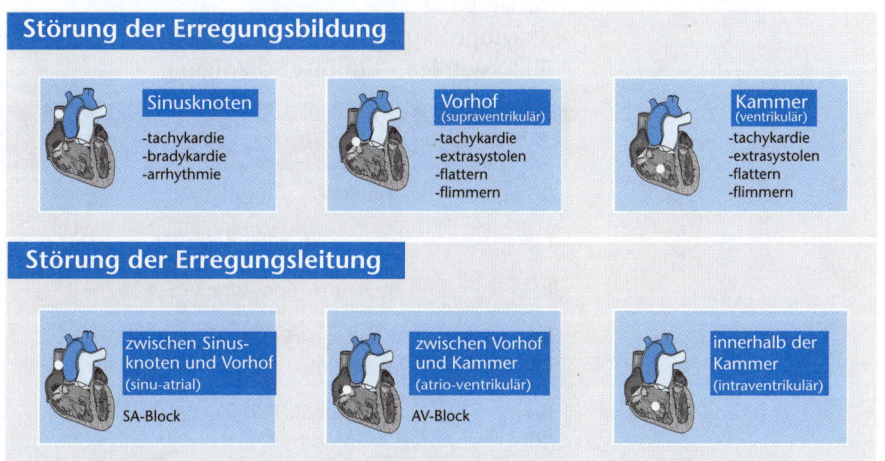

Abb. 30: Schematische Einteilung der Herzrhythmusstörungen

16.1 Ursachen und Formen von Herzrhythmusstörungen

Ursache und Ausprägung der Herzrhythmusstörungen sind vielfältig. Herzrhythmusstörungen hat praktisch jeder Mensch ein- oder mehrmals im Laufe seines Lebens, wobei nicht jede Rhythmusstörung auch behandlungsbedürftig ist.

16.1.1 Ursachen von Herzrhythmusstörungen

Hauptursachen der Rhythmusstörungen sind Schädigungen des Herzgewebes durch:
- Verengung der Koronargefäße (KHK)
- Infarkte
- Virusinfekte (Myokarditis).

Seltenere Ursachen sind:
- Elektrolytstörungen (Kalium, Kalzium)
- Schilddrüsenüberfunktion
- Medikamente (Digitalisüberdosis, Antidepressiva).

■ Hauptursache der Herzrhythmusstörungen ist die Sauerstoffunterversorgung des Herzmuskels.

Auch beim körperlich völlig gesunden Menschen kann es zu gelegentlichen Herzrhythmusstörungen kommen (supraventrikuläre und auch ventrikuläre Extrasystolen). Sie finden sich meist bei psychovegetativ labilen Patienten und sind als harmlos einzustufen.

16.1.2 Formen von Herzrhythmusstörungen

Häufige Herzrhythmusstörungen:

- Extraschläge (Extrasystolen, supraventrikulär und ventrikulär)
- Bradykardien (Frequenz < 50)
- Tachykardien (Frequenz > 100)
- Kammerflimmern (ungeordnete, zitterartige Kontraktionen).

Die **ventrikulären** (von der Kammer ausgehenden) Extrasystolen können je nach Häufigkeit und ausgehendem Zentrum weiter klassifiziert werden (Klassifikation nach LOWN). Kriterien sind dabei:

- Anzahl der Extrasystolen
- Monotope Extrasystolen = von einem Zentrum ausgehende Extrasystolen → lokale Schädigung
- Polytope Extrasystolen = von mehreren Zentren ausgehende Extrasystolen → diffuse Schädigung.

Klasse n. LOWN	Rhythmusstörung
0	keine VES
I	vereinzelte monotope VES (< 30/h)
II	gehäufte monotope VES (> 30/h)
IIIa IIIb	polytope VES Bigeminus
IVa IVb	gekoppelte VES (Couplets) Salven von VES
V	in die gefährliche Phase der Erregungsrückbildung einfallende VES (R auf T Phänomen)

Tab. 8: Einteilung der VES (ventrikuläre Extrasystolen) nach LOWN

16.1.3 Wirkprinzip der Antiarrhythmika

Ziel der Antiarrhythmika ist es, das Membranpotenzial der Zelle wieder so einzustellen, dass die ungewollten Erregungen unterbleiben. Erreicht wird dies durch Manipulation an den Natrium-, Kalium- und Kalzium-Kanälen. Dadurch wird das physiologische Ruhepotenzial wiederhergestellt (ca. -90 mV).

16.2 Antiarrhythmika gegen tachykarde Herzrhythmusstörungen

Die klassischen Antiarrhythmika werden nach ihrem unterschiedlichen Wirkprofil in Untergruppen nach Vaughan-Williams eingeteilt.

Antiarrhythmika nach Vaughan-Williams:

- Klasse I. Natriumkanalblocker (Ia: Chinidin-Typ, Ib: Lidocain-Typ, Ic: Zwischentyp)
- Klasse II. β-Rezeptoren-Blocker
- Klasse III. Kaliumkanalblocker
- Klasse IV. Kalziumantagonisten.

Die Antiarrhythmika nach Vaughan-Williams sind Antiarrhythmika zur Behandlung von tachykarden Herzrhythmusstörungen und Extrasystolen. Sie greifen an der Membran der Zelle (Gr. I, III, IV) oder den postsynaptischen Rezeptoren (Gr. II) an.

Wirkungen der Antiarrhythmika auf das Herz:
- Erniedrigung der Frequenz (negative Chronotropie)
- Erniedrigung der Kontraktionskraft (negative Inotropie)
- Erniedrigung der Erregbarkeit (negative Bathmotropie).

Besonderheiten

Studien haben gezeigt, dass aus prognostischer Sicht eine Langzeittherapie mit Antiarrhythmika der Klasse I (seltener der Klasse III) nach Herzinfarkt oder bei manifester Herzinsuffizienz nicht gerechtfertigt erscheint, da sie die Sterberate nicht senken, sondern durch Verursachung von Rhythmusstörungen die Prognose eher verschlechtern (sog. „Proarrhythmischer Effekt").

16.2.1 Natriumkanalblocker (Klasse I)

Pharmaka dieser Klasse blockieren die **Natriumkanäle** und verlangsamen dadurch den Natriumeinstrom. Folge ist eine Abnahme der Erregbarkeit der Zellen am Herzen. Diese Substanzklasse wird in die Klasse Ia (chinidinartige), Ib (lidocainartige) und Ic unterteilt.

■ Hemmung des Natriumstroms in die Zelle verringert die elektrische Erregbarkeit.

Chinidinartig wirkende Pharmaka (Klasse Ia)

Zur Klasse Ia gehören das Chinidin selbst und andere chinidinartig wirksame Pharmaka.

Pharmaka:
- Chinidin, z.B. Chinidin Duriles®
- Ajmalin, z.B. Gilurytmal®
- Prajmalium, z.B. Neo-Gilurytmal®
- Disopyramid, z.B. Rythmodul®, Norpace®

Indikation:
- Vorhofflimmern und -flattern
- Tachyarrhythmie
- WPW-Syndrom (erhöhte und verfrühte Erregbarkeit verschiedener Herzbezirke, insbes. Ajmalin und Prajmalium)
- Prophylaxe und Therapie ventrikulärer Arrhythmien.

Wirkung: Blockierung der Natrium-Kanäle an der Membran.

Nebenwirkungen:
- Paradoxer Chinidin-Effekt mit Frequenzsteigerungen
- Magen-Darm-Störungen
- Allergische Reaktionen (zuvor testen)
- Hörstörungen, Schwindel
- Blutdruckabfall, Bradykardie (Ajmalin, Prajmalium)
- Kopfschmerzen.

■ Wegen gefährlicher Summationseffekte nie zwei Antiarrhythmika kombinieren.

Kontraindikation:
- Kranker Sinusknoten (Ajmalin) oder Herzmuskelinsuffizienz
- Digitalisintoxikation
- Endokarditis (bakteriell)
- AV-Block

- Starke Hypotonie
- Glaukom
- Bradykardie.

■ Blutdruck-, Frequenz- und Kontraktionskraftminderung bei Antiarrhythmika.

Besonderes:

Die renale Ausscheidung von Digoxin (Digacin®, Lanicor®) wird verringert, deshalb muss die Digoxindosis halbiert werden.

Lidocain-artig wirkende Pharmaka (Klasse Ib)

Pharmaka des Lidocain-Typs sind **Lokalanästhetika**, die i.v. gut steuerbar und schnell wirksam sind. Sie wirken anders als die Substanzen der Chinidin-Klasse und greifen hauptsächlich in der Kammer an. Das Phenytoin hat zusätzlich zu seinen antiarrhythmogenen Eigenschaften noch krampfhemmende Eigenschaften und wird in der Behandlung der Epilepsie eingesetzt.

Pharmaka:
- Lidocain, z.B. Xylocain®
- Phenytoin, z.B. Phenhydan®, Zentropil®, Epanutin®
- Mexiletin, z.B. Mexitil®.

Indikation:
- Kammerarrhythmie (Lidocain)
- Kammerextrasystolie nach Herzinfarkt (Lidocain)
- Als Lokalanästhetikum (Lidocain)
- Vorhofflattern/-flimmern (Phenytoin)
- Vorhof-/Kammertachykardie (Phenytoin)
- AV-Block (Phenytoin)
- Digitalisintoxikation (Phenytoin)
- Epilepsiebehandlung (Phenytoin).

Wirkung: Beeinflussung der Natrium-, Kalium- (insbesondere Phenytoin) und Kalziumkanäle.

Nebenwirkungen:
- Blutdruckabfall bis hin zum Schock
- Schwindel und Übelkeit
- Krämpfe (Lidocain)
- Erbrechen
- Bradykardie
- Störungen der Blutbildung (Phenytoin)
- Hirsutismus (vermehrter männlicher Behaarungstyp bei Frauen, vor allem bei Phenytoin)
- Zahnfleischwucherung (Phenytoin).

Kontraindikation:
- Herzinsuffizienz
- Leber- und Nierenschäden
- AV-Block II. - III. Grades
- Leukopenie (Phenytoin).

■ Lidocain wirkt auch als Lokalanästhetikum.

Besonderes:

Lidocain wird nach oraler Einnahme in der Leber größtenteils inaktiviert, deshalb nur i.v.-Anwendung möglich.

Klasse Ic

Zur Klasse Ic zählen Flecainid und Propafenon. Beide sind chemisch eng mit den anderen Klasse I-Pharmaka verwandt und nehmen eine Zwischenstellung ein. Die Indikation entspricht den anderen Klassen.

Pharmaka:
- Flecainid, z. B. Tambocor®
- Propafenon, z. B. Rytmonorm®.

16.2.2 β-Blocker (Klasse II)

β-Blocker wirken über eine Blockade der β-**Rezeptoren** am Herzen. Sie wirken besonders bei Kammertachykardien und Extrasystolen, die von der Kammer ausgehen. Sie werden im Kapitel 9.3.3, Sympatholytika, besprochen.

■ β-Blocker wirken vor allem frequenzsenkend.

16.2.3 Kaliumantagonisten (Klasse III)

Kaliumantagonisten verlängern über eine dem Kalium entgegengesetzte Wirkung die Dauer des Aktionspotentials und damit die Erregbarkeit. Wegen der erheblichen Nebenwirkungen werden Kaliumantagonisten nur selten unter strenger Indikationsstellung eingesetzt.

Pharmaka: Amiodaron, z. B. Cordarex®.

Indikation:
- Therapieresistente ventrikuläre Extrasystolen
- Therapieresistente supraventrikuläre Extrasystolen.

Wirkung: Frequenzerniedrigung durch Kalium-Kanal-Beeinflussung.

Nebenwirkungen:
- Kumulationsgefahr (lange Verweildauer im Körper, HWZ: 2–4 Wochen)
- Hornhauttrübungen (Medikament lagert sich in die Cornea ein)
- Neuropathien (Nervenschmerzen durch Einlagerung)
- Störungen der Schilddrüsenfunktion (durch hohen Jod-Gehalt)
- Photosensibilisierung (Neigung zu Sonnenbrand)
- Bläulich-rote Hautverfärbungen.

■ Wegen der hohen Nebenwirkungsrate findet das Amiodaron als Antiarrhythmikum heute kaum noch Anwendung.

Kontraindikation:
- Sinus-Bradykardie
- Reizleitungsstörungen
- Jodallergie
- Schilddrüsenerkrankungen
- Schwangerschaft
- Stillzeit
- Bestehende Lungenerkrankungen.

Besonderes:

Nach regelmäßiger Einnahme von Amiodaron sollten augenärztliche Kontrolluntersuchungen erfolgen (reversible Schäden).

16.2.4 Kalziumantagonisten (Klasse IV)

Kalziumantagonisten unterdrücken den Kalziumeinstrom in die Zelle. Dies führt zur Frequenz-Abnahme und zur Verlängerung der AV-Überleitungszeit (die Zeit, die ein elektrischer Impuls zwischen Vorhof und Kammer benötigt). Der Klassiker der Kalziumantagonisten mit antiarrhythmischer Wirkung ist Verapamil.

Pharmaka:
- Verapamil, z.B. Isoptin®, Azupamil®, Cardioprotect®
- Diltiazem, z.B. Dilzem®
- Nifedipin, z.B. Adalat®, Pidilat®
- Gallopamil, z.B. Procorum®
- Nimodipin, z.B. Nimotop®
- Nitrendipin, z.B. Bayotensin®.

Indikation:
- Supraventrikuläre tachykarde Rhythmusstörungen (Verapamil)
- Koronare Herzkrankheit (insbes. Nifedipin)
- Hypertonie (Nitrendipin, Nifedipin)
- Beseitigung von Gefäßspasmen nach Subarachnoidalblutung (Nimodipin).

Wirkung: Kalzium-Kanal-Beeinflussung.

Nebenwirkung Verapamil:
- Blutdruckabfall
- Verstopfung (Obstipation)
- AV-Block
- Bradykardie
- Allergische Nebenwirkungen.

Nebenwirkung Nifedipin:
- Flush (Gesichtsröte)
- Schwindel, Müdigkeit
- Übelkeit
- Allergische Hautreaktionen
- Blutdruckabfall
- Beinödeme
- Parästhesien (Hautempfindungsstörungen).

Kontraindikation Verapamil:
- AV-Block
- Herzinsuffzienz
- WPW-Syndrom (Risiko einer Kammertachykardie)
- Krankhafter Sinusknoten (Sick-Sinus).

Kontraindikation Nifedipin: Schwangerschaft.

16.3 Antiarrhythmika gegen bradykarde Rhythmusstörungen

Bradykarde Rhythmusstörungen werden im Wesentlichen durch Stimulierung des Sympathikus bzw. Dämpfung des Parasympathikus behandelt.

Verwandte Substanzgruppen sind:
- β-Sympathomimetika
- Parasympatholytika.

16.3.1 β-Sympathomimetika

β-Sympathomimetika stimulieren die β-Rezeptoren des Sympathikus und lösen Sympathikus-typische Wirkungen aus (s. Kap. 9.3.1, Direkte Sympathomimetika).

Pharmaka: Orciprenalin, z.B. Alupent®.

Indikation:
- AV-Block (verlängerte Überleitungszeit)
- Sinusbradykardie.

Wirkung: Stimulation der β_1-Rezeptoren des Sympathikus.

16.3.2 Parasympatholytika

Parasympatholytika schwächen den Parasympathikus in seiner Aktivität. Als Folge überwiegen die Wirkungen des Sympathikus (siehe Kap. 9.3.3, Sympatholytika).

Pharmaka: Atropin, z.B. Atropinsulfat®.

Indikation: Sinusbradykardie.

Wirkung: Kompetitive Besetzung der Acetylcholin-Rezeptoren.

■ Zur Frequenzsteigerung bei Sinusbradykardien: Atropin.

17 Koronartherapeutika

Koronartherapeutika sind Medikamente zur Behandlung der **koronaren Herzkrankheit** (KHK). Leitsymptom der KHK ist die **Angina pectoris** (Brustenge). Sie äußert sich durch belastungs(un-)abhängige, stechende Schmerzen hinter dem Brustbein. Ursache ist ein Missverhältnis zwischen der Sauerstoffzufuhr über die Koronargefäße und dem Sauerstoffbedarf des Herzmuskels.

Ursachen der Angina pectoris:
- Koronargefäßsklerose (Hauptursache)
- Koronarspasmen
- Arrhythmien
- Erhöhter Sauerstoffbedarf (Hyperthyreose, Fieber)
- Blutarmut (Anämie)
- Bluthochdruck (Hypertonie).

■ Ursache der Angina pectoris ist ein Missverhältnis zwischen Sauerstoffangebot und -bedarf.

Risikofaktoren:
- Rauchen
- Hypertonie
- Diabetes mellitus
- Fettstoffwechselstörungen (Gesamtcholesterin und LDL-Cholesterin erhöht)
- Übergewicht, Bewegungsmangel
- Familiäre Belastung, höheres Alter, männliches Geschlecht.

17.1 Wirkprinzip der Koronartherapeutika

Koronartherapeutika (Antianginosa) wirken über folgende Mechanismen:
- **Senkung des Sauerstoffbedarfs** des Herzmuskels (durch Senkung der Herzfrequenz bzw. der Kontraktilität)
- **Erhöhung des Sauerstoffangebots** über die Koronargefäße (Verlängerung der Diastolendauer, Senkung des Koronargefäßwiderstandes)
- Beseitigung von Gefäßspasmen.

Diese Effekte werden durch verschiedene Substanzgruppen mit unterschiedlichen Wirkprofilen erreicht.

Verwendete Substanzgruppen:
- Nitrate
- β-Blocker
- Kalziumantagonisten.

Grundprinzipien der antianginösen Therapie:
- Senkung der Herzfrequenz und damit des Sauerstoffbedarfs (β-Blocker)
- Senkung der Kontraktilität (β-Blocker + Kalziumantagonisten)
- Senken der Nachlast (Kalziumantagonisten und Nitrate)
- Senken der Vorlast („venöses pooling", Nitrate).

Die genannten Maßnahmen führen zu einer Verlängerung der Diastolendauer. Dadurch wird die Koronardurchblutung verbessert und das Sauerstoffangebot am Herzen erhöht.

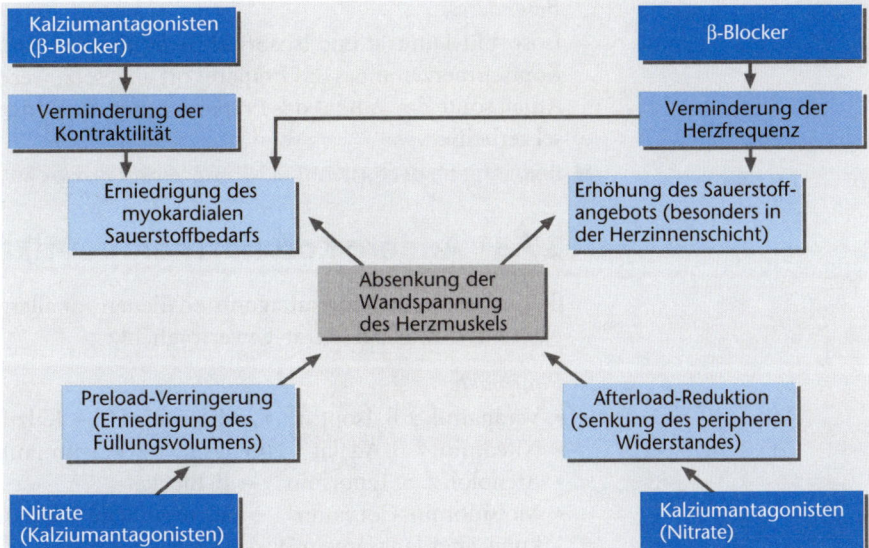

Abb. 31: Wirkmechanismus der Koronartherapeutika

17.2 Nitrate

Nitrate sind das klassische Koronartherapeutikum im Anfall. Sie wirken direkt **gefäßerweiternd** an den glatten Muskelzellen der Gefäßwände. Die Venen erweitern sich, der venöse Rückstrom zum Herzen vermindert sich (Senkung der Vorlast) und die Herzfüllung wird reduziert. Bei höheren Dosen erweitern sich zusätzlich die Arterien (Senkung der Nachlast) und der Widerstand im arteriellen System wird vermindert. Durch die Entlastung der Herzarbeit sinkt der Sauerstoffverbrauch des Herzmuskels.

■ Nitrate wirken im venösen und arteriellen System gefäßerweiternd und senken Vor- und Nachlast des Herzens.

Pharmaka:
- Nitroglycerin, z.B. Nitrolingual®, Corangin®
- Isosorbid-Dinitrat, z.B. Iso-Mack®, Isoket®
- Isosorbid-5-Mononitrat, z.B. Ismo®, Corangin®, Monostenase®.

Indikation: Angina pectoris.

Wirkungen:
- Direkte Gefäßerweiterung, vor allem im venösen System
- Nitroglycerin – schneller Wirkeintritt, kurze Wirkdauer: ca. 30 min
- Isosorbid-Dinitrat – langsamer Wirkeintritt
- Isosorbid-5-Mononitrat (ISMN) – lange Wirkdauer: ca. 5 Std.

Nebenwirkungen:
- Reflektorische Tachykardie nach Blutdruckabfall
- Schwindel, Kopfschmerz
- Hautrötung
- Toleranzentwicklung (Wirkverlust bei wiederholter Gabe).

■ Typisch für Nitrate ist der Wirkverlust (Toleranzentwicklung) bei Dauergabe. Nach einer Pause von 6–8 Stunden wird wieder der volle Effekt erreicht.

Kontraindikationen:
- Hypotonie
- Schock
- Kardiomyopathien und Herzvitien.

Besonderes:

Isosorbid-Dinitrat und Isosorbid-5-Mononitrat wirken lang, Nitroglycerin kurz. Bei Kopfschmerzen muss das Präparat oft abgesetzt werden. Bei einem Angina pectoris-Anfall sollte der Patient das Präparat unter die Zunge sprühen oder eine Zerbeißkapsel zerbeißen.

■ Beim Angina pectoris-Anfall Nitrate als Spray oder Zerbeißkapsel.

17.3 Andere Koronartherapeutika

β-Blocker und Kalziumantagonisten dienen vor allem zur Anfallsprophylaxe und sind Alternativmittel bei Nitrat-Unverträglichkeit.

Pharmaka:
- Verapamil, z.B. Isoptin®, Cardioprotect® → Kalziumantagonist
- Nifedipin, z.B. Adalat®, Nifehexal® → Kalziumantagonist
- Atenolol, z.B. Tenormin® → β-Blocker
- Molsidomin, Corvaton® → nitratähnliche Substanz mit ausgeprägter Vorlastsenkung, aber langsamem Wirkeintritt.

Indikation: Prophylaxe und Therapie der Angina pectoris.

Wirkungen:
- Erniedrigung des Gefäßmuskeltonus → Vasodilatation (Kalziumantagonist, insb. Nifedipin) → Senkung der Nachlast
- Herzfrequenzerniedrigung (β-Blocker)
- Erniedrigung der Kontraktilität (Kalziumantagonist, β-Blocker).

Nebenwirkungen:
- Wie Nitrate
- Verstärkung einer Herzinsuffizienz (β-Blocker)
- Überleitungsstörungen (Verapamil).

Kontraindikationen:
- Herzinsuffizienz, Asthma bronchiale (β-Blocker)
- AV-Block (β-Blocker, Verapamil)
- Kombination Verapamil + β-Blocker.

■ β-Blocker oder Kalziumantagonisten zur Prophylaxe und Langzeittherapie der Angina pectoris.

Besonderes:

Eine Kombination von Verapamil mit β-Blockern kann zu einer gefährlichen Blockierung der Erregungsleitung führen. Dies gilt nicht für Nifedipin, das ebenfalls ein Kalziumantagonist ist, aber keine antiarrhythmische Wirksamkeit besitzt.

18 Pharmaka zur Therapie der Herzinsuffizienz

Herzinsuffizienz bezeichnet die Unfähigkeit des Herzmuskels, ein für die Bedürfnisse des Organismus ausreichendes Herzzeitvolumen zu fördern.

Viele Erkrankungen können zur Herzinsuffizienz führen. Am häufigsten finden sich folgende fünf Ursachen.

Ursachen der Herzinsuffizienz:
- Erkrankungen des Herzmuskels, z. B. Infarkt, Entzündung
- Druckbelastung des Herzmuskels, z. B. Bluthochdruck, Klappenverengungen
- Volumenbelastung des Herzmuskels, z. B. Überwässerung, Niereninsuffizienz
- Mechanische Kontraktionsbehinderung, z. B. Perikarderguss
- Rhythmusstörungen.

Ziel der medikamentösen Behandlung einer Herzinsuffizienz ist es, den Herzmuskel zu entlasten und zu kräftigen. Dazu stehen verschiedene Substanzgruppen zur Verfügung.

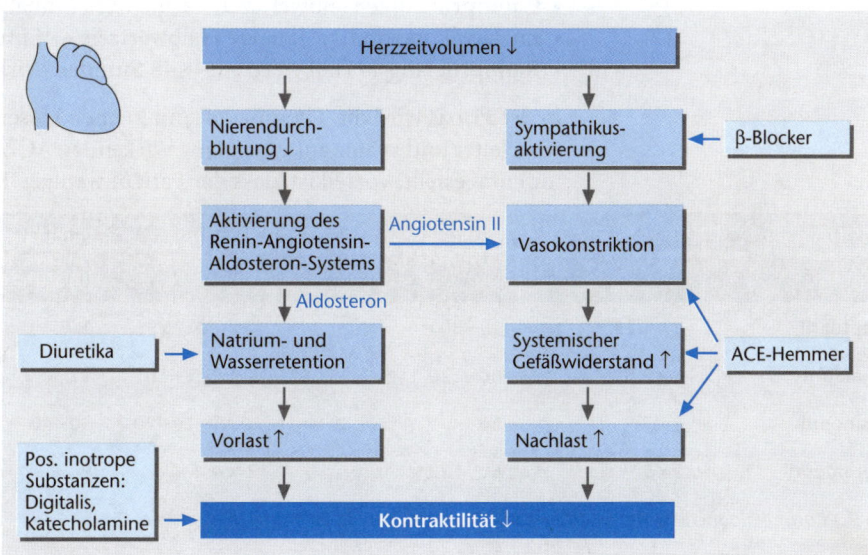

Abb. 32: Wirkmechanismen verschiedener Medikamente bei Herzinsuffizienz

18.1 ACE-Hemmer

ACE-Hemmer sind Medikamente, die den Blutdruck senken und den Herzmuskel entlasten. Sie verzögern die Ausbildung einer Verdickung (Hypertrophie) und Erweiterung (Dilatation) der linken Herzkammer. Die Gabe von ACE-Hemmern bessert die Symptome der Herzinsuffizienz, senkt die Zahl der Krankenhausaufenthalte und erhöht die Überlebenswahrscheinlichkeit. Die positiven Wirkungen scheinen unabhängig von der Ursache der Herzinsuffizienz zu sein.

■ ACE-Hemmer sind Medikamente zur Blutdrucksenkung und Entlastung des Herzmuskels.

18.1.1 Wirkmechanismus

ACE-Hemmer hemmen das Angiotensin-Converting-Enzym (ACE). Die Umwandlung von Angiotensin I in die gefäßverengende und blutdrucksteigernde Substanz Angiotensin II (AT II) wird vermindert. Dazu kommen weitere Effekte, die den Herzmuskel entlasten.

Die wichtigsten ACE-Hemmer-Wirkungen sind:
- Weitstellung der Arterien und Arteriolen (Abnahme des Blutdrucks, Senkung der Nachlast)
- Verminderung der AT II-vermittelten Stresshormon-Freisetzung (Abnahme der Herzfrequenz, Abnahme des Gefäßwiderstandes)
- Verminderung der Natrium- und Wasser-Wiederaufnahme in der Niere (Abnahme der Volumenbelastung des Herzmuskels).

■ ACE-Hemmer steigern die Überlebenswahrscheinlichkeit von Patienten mit Herzinsuffizienz.

18.1.2 Verwendete Substanzen

Pharmaka (Auswahl):
- Captopril, z.B. Lopirin®
- Enalapril, z.B. Xanef®
- Lisinopril, z.B. Acerbon®
- Perindopril, z.B. Coversum®
- Ramipril, z.B. Delix®.

Wirkdauer:
- Captopril: kurze Halbwertszeit → mehrere Einnahmen/Tag
- Enalapril und andere: längere Halbwertszeit → Einmalgabe/Tag
- Ramipril: längste Halbwertszeit → 48 Stunden Wirkdauer.

In der Praxis wird die Therapie oft mit kleinen Dosen Captopril (z.B. 2 x 6,25 mg) eingeleitet und später auf einen lang wirkenden ACE-Hemmer (z.B. Enalapril 1 x 10 mg) umgestellt. Vorteil ist, dass der Patient weniger Tabletten schlucken muss.

ACE-Hemmer	Startdosis in mg	Wirkungseintritt in Minuten	Erhaltungs- dosis in mg	Eliminations- Halbwertszeit (in Stunden.)	Ausscheidung
Captopril	2 x 6,25	15–30	2 x 25–75	1,7	95% renal
Enalapril	1 x 2,5	60–120	1–2 x 5–10	11	90% renal
Lisinopril	1 x 2,5	60	1 x 5–10–20	30–40	95% renal
Perindopril	1 x 2	60–120	1 x 4	9	65% renal

Tab. 9: Pharmakologische Daten wichtiger ACE-Hemmer zur Herzinsuffizienztherapie

Indikationen:
- Herzinsuffizienz
- Bluthochdruck.

Nebenwirkungen:
- Blutdrucksenkung (vor allem zu Therapiebeginn)
- Reizhusten (in 5–15 % der Fälle, bei Frauen häufiger)
- Allergien (Exantheme, Larynxödem)
- Geschmacksstörungen (selten), Mundtrockenheit
- Hyperkaliämie (keine Kombination mit kaliumsparenden Diuretika)
- Angioödem (sehr selten, aber lebensgefährlich).

■ Typische Nebenwirkung einer ACE-Hemmer-Therapie ist ein Reizhusten

Kontraindikationen:
- Angioödem (auch in der Vorgeschichte)
- Beidseitige Nierenarterien-Verengung
- Niereninsuffizienz im Endstadium
- Hochgradige Verengung der Aorten- oder Mitralklappe

- Gleichzeitige immunsuppressive Therapie
- Schwangerschaft und Stillzeit.

Besonderes:
- Wirkungsverstärkung von Alkohol
- Blutbildkontrolle alle 2 Wochen
- Kontrolle des Kalium-Haushalts notwendig.

18.2 Herzglykoside

Herzglykoside sind Medikamente zur Stärkung der Kontraktionskraft des Herzens. Sie sind pflanzlicher Herkunft und finden sich in Fingerhut, Meerzwiebel, Weißdorn und in Maiglöckchen.

Wegen ihrer ausgeprägten Wirkung auf die Herzfunktionen sind Glykoside bei der Herzinsuffizienz indiziert, wenn die Pumpleistung des Herzens nicht ausreicht.

■ Glykoside sind Medikamente zur Stärkung der Kontraktionskraft des Herzens.

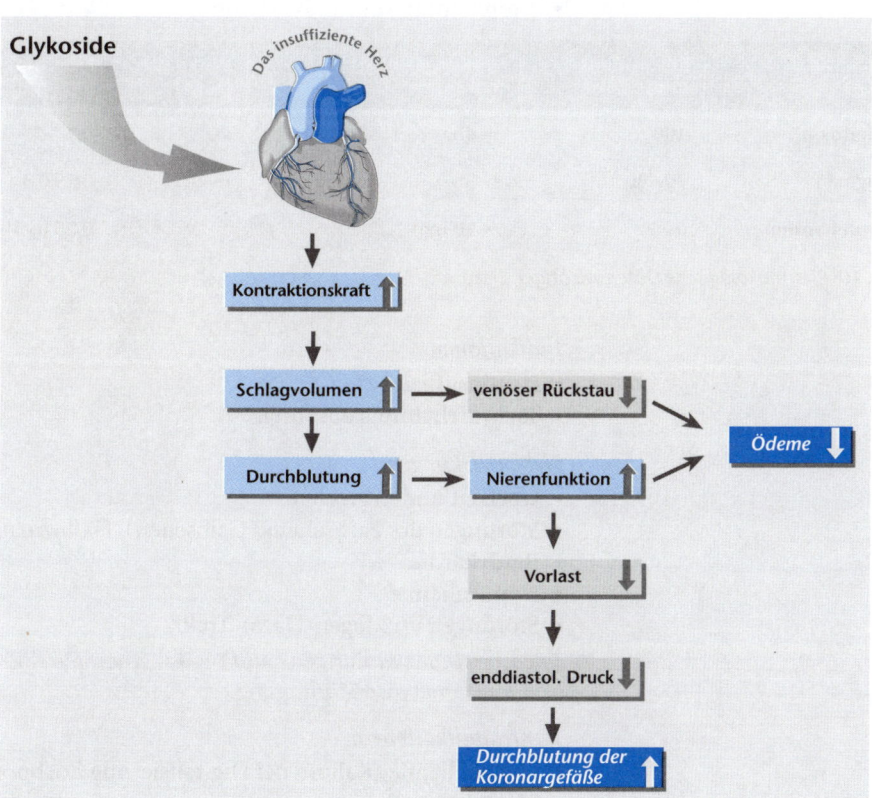

Abb. 33: Wirkmechanismus der Herzglykoside

18.2.1 Wirkmechanismus

Die Glykoside bewirken am insuffizienten Herzen eine ökonomischere Arbeitsweise. Die **Kontraktionskraft** wird erhöht (positive Inotropie) und die Herzarbeit verringert. Im Wesentlichen wird dies erreicht durch vermehrtes Angebot an intrazellulärem Kalzium für die Muskelkontraktion. Dadurch kommt es in der Folge zu:
- Verkleinerung des dilatierten (erweiterten) Herzens
- Steigerung der Koronardurchblutung
- Ausschwemmung von Ödemen
- Senkung der Vorlast.

Am gesunden Herzen wird dagegen der Energieverbrauch erhöht und die Leistungsfähigkeit vermindert.

■ Glykoside steigern die Kontraktionskraft über eine Erhöhung der Konzentration an intrazellulärem Kalzium.

Glykosidwirkungen:
- Steigerung der Kontraktionskraft des Herzens (positiv inotrop)
- Verlangsamung der Schlagfrequenz (negativ chronotrop)
- Verlangsamung der Erregungsleitung (negativ dromotrop)
- Senkung der Reizschwelle (positiv bathmotrop).

■ **Glykoside steigern die Kontraktionskraft und verlangsamen die Herzfrequenz.**

18.2.2 Verwendete Substanzen

Alle Herzglykoside wirken im Prinzip über den gleichen Mechanismus. Sie unterscheiden sich hauptsächlich in der Resorptionsquote, der Wirkdauer und dem Ausscheidungsweg:
- Digitoxin, z. B. Digimerck®
- Digoxin, z. B. Lanicor®, Novodigal® Ampullen, Digacin®
- β-Acetyldigoxin, z. B. Novodigal®/-mite
- β-Metyldigoxin, z. B. Lanitop®
- Strophanthin (nur i.v. wirksam).

Glykosid	Resorptions-quote (%)	Wirkungseintritt oral ---------- i.v.	Wirkdauer (Tage)	Erhaltungsdosis in mg (oral)	Ausscheidungs-quote Niere (%)
Digitoxin	100	3–4h --------- 40 min	20	0,1	60
Digoxin	70–80	2–3h ----------30 min	6–8	0,2–0,3	70–80
Strophanthin	0–5	2–10 min	1–2	0,25 (i.v.)	> 90

Tab. 10: Pharmakologische Daten wichtiger Glykoside

Indikationen:
- Herzinsuffizienz
- Tachyarrhythmia absoluta.

Nebenwirkungen:
- Übelkeit und Erbrechen
- Störungen des Farbsehens (Gelbsehen), Halluzinationen
- Bradykardie
- Hypokaliämie
- Störungen im Magen-Darm-Trakt.

■ **Typische Nebenwirkungen einer Digitalistherapie sind Übelkeit, Erbrechen, Bradykardie und zentralnervöse Störungen.**

Kontraindikationen:
- Hypokaliämie (Kalium bei Digitalisierung hochnormal einstellen)
- Hyperkalzämie
- Bradykardie
- Frischer Herzinfarkt
- Niereninsuffizienz (bei Digoxin/Strophanthin).

Bei eingeschränkter Nierenfunktion muss die Digitalisdosis angepasst werden, da Digoxin und Strophanthin hauptsächlich über die Niere ausgeschieden werden. Digitoxin kann bei Niereninsuffizienz normal dosiert werden.

■ **Anpassung der Digoxinsdosis bei Niereninsuffizienz.**

Besonderes:

Digitalis und Kalzium dürfen nie gleichzeitig gegeben werden, da sie sich in ihrer Wirkung verstärken (Synergismus). Die Kaliumwerte müssen im Normbereich liegen, da bei erniedrigten Werten die Empfindlichkeit gegenüber den Glykosiden erhöht und damit das Auftreten von Nebenwirkungen wahrscheinlicher ist.

■ Eine erhöhte Kalzium- und eine erniedrigte Kaliumkonzentration verstärken die Digitaliswirkungen und Nebenwirkungen.

18.2.3 Digitalisvergiftung

Aufgrund der geringen therapeutischen Breite der Digitalispräparate kommt es schon bei 1,5-facher Überschreitung des therapeutischen Bereichs zu unerwünschten Nebenwirkungen bis hin zur Vergiftung.

Die therapeutische Breite eines Medikamentes ist der Abstand zwischen wirksamer und giftiger (toxischer) Dosis. Je größer die therapeutische Breite, umso ungefährlicher ist ein Medikament. Da Glykoside weit verbreitete und gut wirksame Medikamente sind, sollten die Vergiftungssymptome allgemein bekannt sein.

■ Patienten informieren, dass sie ihre Digitalis-Dosis nicht selbst ändern dürfen, da sonst evtl. Lebensgefahr besteht.

Symptome:
- Herzrhythmusstörungen (Extrasystolen, AV-Block)
- Bradykardie (evtl. auch Tachykardie)
- Übelkeit und Erbrechen
- Kopfschmerz
- Neuralgien (Schmerz im Ausbreitungsgebiet eines Nervens), ggf. Krämpfe
- Sehstörungen (Gelbsehen).

■ Hinweise auf eine Digitalisvergiftung sind Farbensehen, Erbrechen und Pulsunregelmäßigkeiten.

Therapie:
Allgemeine Maßnahmen:
- Absetzen des Medikaments
- Magenspülung
- Kalium-Chlorid i.v. (unter EKG-Kontrolle)
- Digitalis-Antidot (Digitalis-Antidot BM®)

Bei Kammerflimmern:
- Ggf. Defibrillation
- Lidocain, z.B. Xylocain®.

Bei Bradykardie, AV-Block:
- Ggf. Schrittmacher
- Atropin.

Bei Rhythmusstörungen:
- Phenytoin, z.B. Zentropil®.

Besonderes:
Das Digitalis-Antidot BM® ist ein Antitoxin, das sich nach i.v. Gabe an Digoxin und Digitoxin bindet und unwirksame Glykosid-Antikörper-Komplexe bildet.

■ Falls ein AV-Block besteht, darf kein Kalium gegeben werden, da dies den Block verstärken würde.

18.3 Andere Pharmaka zur Behandlung der Herzinsuffizienz

18.3.1 Diuretika

Diuretika entziehen dem zirkulierenden Blutvolumen Flüssigkeit und senken dadurch die Vor- und Nachlast. Bei Patienten mit Herzinsuffizienz bessern sich dadurch die Beschwerden und sie werden belastbarer. Dies gilt vor allem bei Stauungserscheinungen (z.B. Lungenödem, Bein-Ödeme). Die Wirkmechanismen der Diuretika werden ausführlich im Kapitel 14 „Diuretika" beschrieben.

Pharmaka:
- Hydrochlorothiazid, z. B. Esidrix®
- Furosemid, z. B. Lasix®
- Triamteren, z. B. Dytide H®
- Amilorid, z. B. Moduretik®
- Spironolacton, z. B. Aldactone®.

Indikationen:
- Symptomatische Herzinsuffizienz aller Schweregrade
- Behandlung von Ödemen.

Nebenwirkungen:
- Elektrolytentgleisungen (je nach Wirkstoff Hypo- oder Hyperkaliämie, Hypo- oder Hypernatriämie)
- Blutdruckabfall
- Wadenkrämpfe
- Entwässerung
- Gehörschädigung (hohe Dosis).

18.3.2 β-Blocker

β-Blocker dämpfen die Wirkung der Katecholamine Adrenalin und Noradrenalin am Herzen. Früher galten sie bei Herzinsuffizienz als kontraindiziert, weil sie die Kontraktionskraft schwächen. Heute weiß man, dass β-Blocker die Überlebenswahrscheinlichkeit von Patienten mit Herzinsuffizienz steigern können, wenn sie in vorsichtig einschleichender Dosierung zusätzlich zu ACE-Hemmern, Diuretika und ggf. Glykosiden gegeben werden. Die genauen Ursachen für diesen günstigen Effekt sind noch nicht bekannt.

Pharmaka:
- Carvedilol, z. B. Dilatrend®
- Bisoprolol, z. B. Concor®
- Metoprolol-ZOK, z. B. Beloc-Zok®.

Nebenwirkungen:
- Blutdruckabfall mit Schwindel und Übelkeit (vor allem bei Therapiebeginn)
- Abnahme der Herzfrequenz.

Kontraindikationen
- Asthma bronchiale, chronisch obstruktive Lungenerkrankung
- Bradykardie
- Schwere arterielle Verschlusskrankheit.

■ β-Blocker senken das Risiko für einen plötzlichen Herztod um etwa 40%.

18.3.3 Katecholamine

Katecholamine erhöhen durch eine ausgeprägte Stimulation des Sympathikus (β-Rezeptoren) die Schlagkraft des Herzens. Wegen der hohen Nebenwirkungsrate und der starken Wirksamkeit werden die Katecholamine allerdings nur bei akuter, schwerer Herzinsuffizienz unter intensivmedizinischer Überwachung der Herz-Kreislaufverhältnisse angewandt.

Pharmaka:
- Dopamin
- Dobutamin.

Indikation: Schwere, mit anderen Medikamenten nicht beherrschbare, akute Herzinsuffizienz.

Nebenwirkungen:
- Tachykardie
- Steigerung des Sauerstoffverbrauchs des Herzens
- Rhythmusstörungen.

■ Katecholamine sollten nur bei schwerer Herzinsuffizienz unter intensivmedizinischer Kontrolle über einen begrenzten Zeitraum gegeben werden.

18.3.4 Phosphodiesterase-Hemmer

Phosphodiesterase-Hemmer sind ebenso wie die Katecholamine nur zur kurzzeitigen Anwendung bei schwerer, therapieresistenter Herzinsuffizienz geeignet. Sie blockieren die Phosphodiesterase und wirken dadurch schlagkraftsteigernd.

Pharmaka:
- Amrinon, z.B. Wincoram®
- Enoximon, z.B. Perfan®.

Indikation: Schwere, mit anderen Medikamenten nicht beherrschbare Herzinsuffizienz (Kurzzeittherapie).

Nebenwirkungen:
- Arrhythmien
- Blutdruckabfall
- Veränderungen des Blutbildes (Thrombozytenabfall)
- Magen-Darm-Störungen.

■ Keine Langzeittherapie mit Phosphodiesterase-Hemmern.

19 Mittel zur Beeinflussung der Blutgerinnung

Ein funktionierendes Gerinnungssystem zur Blutstillung ist für den Organismus unerlässlich. Ein überaktives Gerinnungssystem erhöht die Thrombosegefahr, ein gestörtes Gerinnungssystem kann schon bei kleinen Verletzungen zu lebensgefährlichen Blutungen führen. Gerinnung und Fibrinolyse (löst Blutgerinnsel auf) stehen im Gleichgewicht. Medikamentös kann an vielen Stellen des physiologischen Gerinnungsablaufes eingegriffen werden.

Primäre Hämostase

Bei kleineren Verletzungen kommt die Blutung nach etwa 1–3 Minuten zum Stillstand.

Ursachen:

- Vasokonstriktion (Gefäßverengung) der kleinen Gefäße
- Einrollen und Verklebung der Gefäßwand
- Mechanischer Verschluss der kleinen Gefäße durch einen Thrombozytenpfropf.

An den Wundrändern haften Thrombozyten, die Serotonin und Katecholamine freigeben. Diese Stoffe wirken vasokonstriktorisch und die Blutgefäße in dem verletzten Gebiet verengen sich.

■ **Bei der primären Hämostase hauptsächlich mechanischer Verschluss der Wunde.**

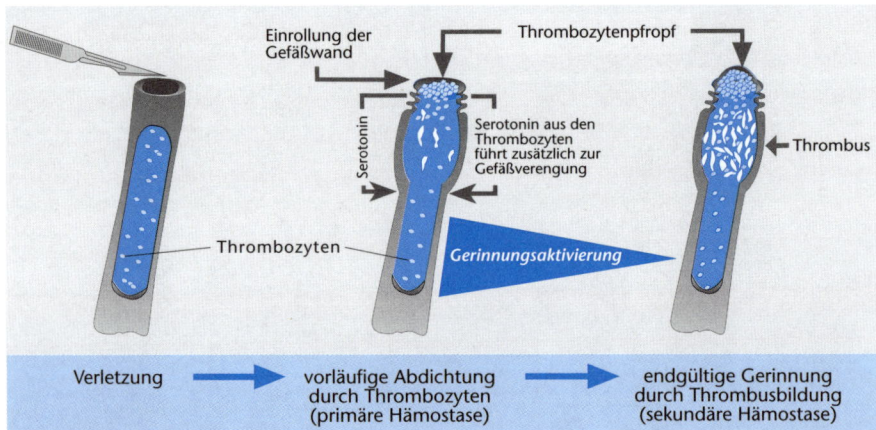

Abb. 34: Primäre Hämostase

Sekundäre Hämostase

Bei der sekundären Hämostase kommt es zur Ausbildung eines stabilen Gerinnungsthrombus. Die Gerinnung des Blutes erfolgt außerhalb des Körpers in wenigen Minuten. Eine entscheidende Bedeutung spielt hierbei die Thrombokinase, die in der Leber gebildetes Prothrombin (abhängig von Vit. K) in Thrombin überführt. Über die Zwischenstufe des Fibrinogens kommt es zum löslichen Fibrin, das schließlich in das feste Fibrin, den „Blutkuchen", umgewandelt wird. Dieser Ablauf wurde bereits 1915 von Morrawitz beschrieben und hat bis heute Gültigkeit.
Die Thrombokinase ist kein einzelnes definiertes Enzym, sondern die enzymatische Aktivität des Blutes als eine Reihe von komplexen Reaktionen des Blutes, die kaskadenförmig ablaufen. Man unterscheidet je nach Herkunft der Faktoren die Gewebsthrombokinase (extrinsic system) und die Blutthrombokinase (intrinsic system). Beide Systeme enden beim aktivierten Faktor X.
Schon das Fehlen eines einzelnen Faktors kann ein Krankheitsbild auslösen (z.B. fehlt bei der Bluterkrankheit Hämophilie A der Faktor VIII).

■ **Die sekundäre Hämostase, die eine Abfolge komplexer Reaktionen darstellt, benötigt 13 Gerinnungsfaktoren und endet mit der Bildung eines festen Fibringerinnsels.**

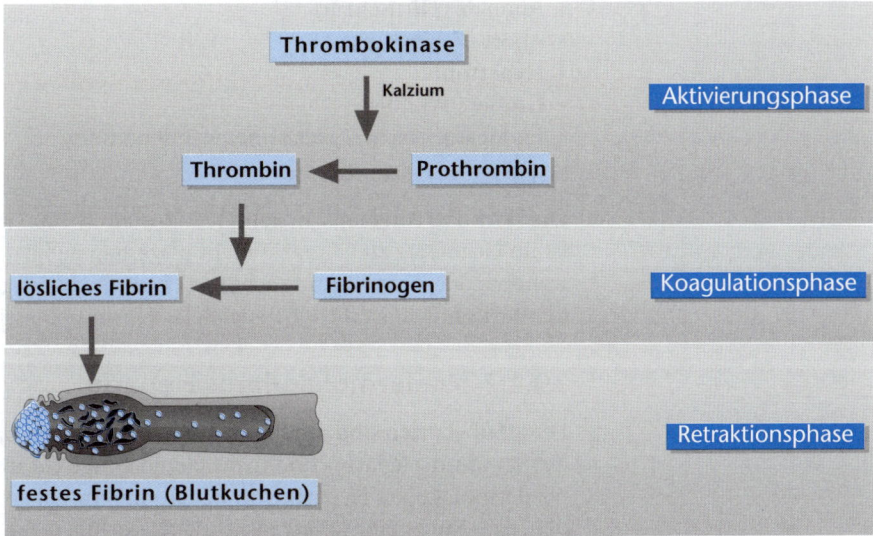

Abb. 35: Sekundäre Hämostase

19.1 Antikoagulanzien

Antikoagulanzien **hemmen** die physiologische Blutgerinnung. Hauptanwendungsgebiet ist die **Thromboseprophylaxe**. Eine Gerinnungshemmung ist außerdem bei Blutentnahmen zu Laborzwecken notwendig. Es gibt mehrere Möglichkeiten, die Blutgerinnung zu hemmen.

19.1.1 Heparin

Heparin hemmt die Bildung von Thrombokinase und Thrombinkomplex. Es wirkt sowohl in vitro (Reagenzglas) als auch in vivo (im Körper). Heparin ist Mittel der Wahl zur Thromboseprophylaxe und wird praktisch in jedem Krankenhaus bei gefährdeten (bettlägerigen und immobilen) Patienten eingesetzt.

■ Bei jedem immobilen Patienten Heparin zur Thromboseprophylaxe.

Beispiele für Pharmaka: Calciparin®, Liquemin® N

Indikationen:
- Therapie und Prophylaxe von Thrombosen und Embolien
- Dialyse
- Operationen mit Herz-Lungen-Maschine
- Hyperlipidämie
- Verbrauchskoagulopathie (unkontrollierter Ablauf der Gerinnung mit vermehrtem Verbrauch von Gerinnungsfaktoren).

Wirkung: Hemmung der Thrombokinasebildung (enzymatische Aktivität des Blutes), des Thrombins und der Fibrinbildung.

Nebenwirkungen:
- Haarausfall (reversibel)
- Allergiegefahr
- Schleimhautblutungen
- Hautblutungen (bei Überdosierung)
- Osteoporose (Verminderung von Knochengewebe) bei langer Therapie
- Verminderung der Thrombozyten.

Kontraindikationen:
- Operationen am ZNS
- Magen-Darm-Geschwüre
- Leber-, Nieren- und Pankreaserkrankungen

- Apoplex (Hirnschlag)
- Abort (Fehlgeburt)
- Hypertonie
- Größere Wunden
- Endocarditis lenta (Herzinnenwandentzündung).

Besonderes:
Die Wirkung von Heparin kann mit Protamin 1000 i.v. aufgehoben werden. Heparin ist im Gegensatz zu Cumarin nicht plazentagängig, d.h. in der Schwangerschaft anwendbar. Heparin hemmt nicht die Thrombozytenaggregation. Gerinnungsmaß für die Wirksamkeit ist die PTT (partielle Thromboplastinzeit) und TZ (Thrombinzeit).

19.1.2 Niedermolekulares Heparin

Diese Substanzen sind durch Spaltung des Heparins entstanden, enthalten somit Teile des Standard-Heparins und inaktivieren einige Gerinnungsfaktoren, u.a. Faktor Xa. Niedermolekulare Heparine brauchen nur einmal am Tag subkutan verabreicht werden, da sie über eine längere Wirkdauer verfügen. Sie sind damit vor allem zur Thromboseprophylaxe im ambulanten Bereich geeignet. Bei der Migränetherapie ist das Phänomen des Vasospasmus bei Ergotaminzusatz bekannt.

Beispiele für Präparate: Clexane® 20/40, Fragmin® P/P forte, Mono-Embolex® NM.

Indikation: Thromboseprophylaxe.

Wirkung: Eingriff in die Gerinnungskaskade.

Nebenwirkungen:
- Siehe Heparine
- Ggf. Durchblutungsstörungen des Vorfußes (Embolex®NM).

Kontraindikation: Siehe Heparine.

19.1.3 Cumarinderivate (Marcumar®)

Cumarine wirken als **Vit. K-Antagonisten** und hemmen somit die Bildung der Vit. K-abhängigen Gerinnungsfaktoren in der Leber (Faktor II, VII, IX, X). Sie wirken nur in vivo (im Körper). Cumarine eignen sich zur Langzeitthromboseprophylaxe, wie sie z.B. nach Herzklappenoperationen oder nach tiefen Beinvenenthrombosen nötig ist. Maß für eine ideale Einstellung der Gerinnung ist der **Quick-Wert** (Norm: 70–100%; therapeutisch: zwischen 15–30%) bzw. der laborunabhängige **INR-Wert** (Normwert: 1; therapeutischer Bereich 2–2,5). Ehe die Cumarine ihre Wirkung entfalten können, müssen zunächst vorhandene Gerinnungsfaktoren durch Alterung inaktiv werden.

■ Langzeitthromboseprophylaxe mit Marcumar®.

Pharmaka:
- Phenprocoumon, z.B. Marcumar®
- Warfarin, z.B. Coumadin®.

Indikationen:
- Thrombosetherapie und -prophylaxe
- Prophylaxe des Herzinfarkts (Langzeittherapie).

Wirkung: Vitamin K-Antagonist (Gegenspieler).

Nebenwirkungen:
- Haarausfall (reversibel)
- Nausea (Übelkeit), Erbrechen
- Hautnekrosen
- Erhöhte Blutungsgefahr in die Hohlorgane und das ZNS
- Fötale Blutungen.

Kontraindikationen:

- Schwangerschaft (Missbildungen insbesondere im I. Trimenon)
- Stillzeit (Kind prophylaktisch mit Vit. K versorgen)
- Magen-Darm-Geschwüre
- Hypertonie
- Frische Angiographie (radiologische Darstellung der Gefäße mit Kontrastmittel)
- Nierensteine
- Aneurysma einer großen Arterie
- Hohes Alter.

Besonderes:

Die Wirkung von Marcumar® wird aufgehoben durch **Konakion®** (Vitamin K) oder den Ersatz von Gerinnungsfaktoren. Cumarine haben nahezu unüberschaubare Wechselwirkungen mit anderen Pharmaka. Sie werden in ihrer Wirkung entweder abgeschwächt (z. B. durch Barbiturate) oder verstärkt (z. B. durch Analgetika). Daher ist bei jeder Marcumarisierung auf Wechselwirkungen mit anderen Medikamenten zu achten und entsprechend zu dosieren.

■ Keine i.m.-Injektionen bei marcumarisierten Patienten wegen der Blutungsgefahr.

19.2 Fibrinolytika

Fibrinolyse bezeichnet die **Auflösung von Fibringerinnseln** (Blutgerinnseln). Es werden im Rahmen der Gerinnung ständig gewisse Mengen von Fibrinogen in Fibrin überführt. Dieser Prozess steht im funktionellen Gleichgewicht mit dem fibrinolytischen Prozess, der zur Auflösung der Fibringerinnsel führt. Plasminogen wird zu Plasmin umgewandelt, welches das Fibrin der Blutgerinnsel auflöst.

Die aus dem Gewebe stammenden Plasminogenaktivatoren überführen Plasminogen direkt zu Plasmin, die Blutaktivatoren brauchen zu ihrer Wirksamkeit die **Lysokinasen** (**Urokinase**, **Streptokinase**). Die fibrinolytische Wirkung der Uro- und Streptokinase macht man sich bei akut eingetretenen Gerinnseln (Infarkt, Embolie) zunutze, indem man versucht, das Gerinnsel durch Gabe von Uro- oder Streptokinase aufzulösen (Lyse). Streptokinase wird aus hämolysierenden Bakterien, den Streptokokken, gewonnen und bindet sich im Blut an Plasminogen in Form eines Komplexes. Dieser Vorgang ist jedoch schlecht steuerbar. Wenn dem Körper zuviel Plasminogen entzogen wird, das er für die Auflösung des Fibrins benötigt, kann eine Lyse nicht ausreichend stattfinden. Abhilfe kann hier das APSAC (**a**nisolierter **P**lasminogen-**S**treptokinase-**A**ktivator-**C**omplex) schaffen, das langsamer abgebaut wird und daher „dosierter" Plasminogen in Komplexbindungen überführt und somit größere Mengen von freiem Plasminogen für die Fibrinolyse zur Verfügung lässt.

■ Bei akuter Thrombenbildung (Embolien, Infarkt, Thrombosen) Lysetherapie mit Urokinase oder Streptokinase.

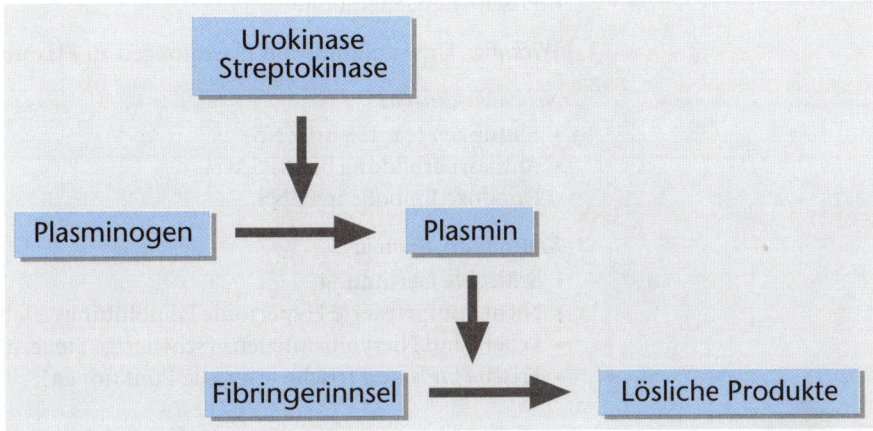

Abb. 36: Fibrinolyse

Pharmaka:
- Urokinase, z.B. Actosolv®
- Streptokinase, z.B. Streptase®
- APSAC, z.B. Eminase®.

Indikationen: Auflösung frischer venöser und arterieller Thromben (z.B. Herzinfarkt, Lungenembolie).

Wirkung: Aktivierung der Umwandlung von Plasminogen in Plasmin.

Nebenwirkungen:
- Blutungen aus frischen OP-Wunden und Magen-Darm-Ulzera
- Emboliegefahr durch Ablösen von Teilen eines Thrombus.

Nebenwirkungen (speziell Streptokinase):
- Fieber und Erbrechen
- Gelenkschmerzen
- Antikörperbildung (vorbeugende Therapie mit Glukokortikoiden).

Kontraindikationen:
- Schwangerschaft (1. Trimenon)
- Nach großen Operationen (circa 14 Tage)
- Magen-Darm-Geschwüre
- Aktive Tuberkulose
- Leber- und Pankreaserkrankungen
- Diabetes mellitus.

Besonderes:
Eine Überdosierung wird mit Plasmin und Plasminogenhemmstoffen (s.u., Antifibrinolytika) behandelt.
Eine Lysetherapie muss intensivmedizinisch kontrolliert werden. Es ist u.a. darauf zu achten, dass die Patienten zum Stuhlgang nicht pressen. Oft wird zusätzlich ein Laxans (z.B. Bifiteral®) verabreicht. Ein offenes Foramen Ovale muss ausgeschlossen werden, weil ein ggf. abgehender Thrombus durch das Foramen vom rechten ins linke Herzen und weiter ins Gehirn gelangen könnte.

Gewebs-Plasminogen-Aktivator (tPA und rtPA)
Dieser körpereigene Stoff wird in den Endothelzellen der Blutgefäße gebildet und löst lokal, also an Ort und Stelle der Applikation, Gerinnsel auf. Er ist damit für die Lyse einer Lungenembolie und beim frischen Herzinfarkt sinnvoll.

Pharmakon: Alteplase (Actilyse®).

Indikationen:
- Frischer Herzinfarkt (möglichst in den ersten 6 Stunden)
- Frische Lungenembolie.

Wirkung: Umwandlung von Plasminogen zu Plasmin in Anwesenheit von Fibrin.

Nebenwirkungen:
- Blutungen (ca. 1% ins ZNS)
- Antikörperbildung bei APSAC
- Paradoxe Embolie ins ZNS.

Kontraindikationen:
- Schlechte Gerinnung
- Nicht kompensierte Hypertonie (Einblutungsgefahr ins ZNS)
- Leber- und Niereninsuffizienz (schwierige Steuerung der Medikamente)
- Frische OP's und frische arterielle Punktionen

- Pankreatitis, Sepsis, Nierensteine
- Erhöhtes Blutungsrisiko, z. B. bei Tbc, Ulkus, maligne Tumoren, Kolitis
- Schwangerschaft.

Lokal wirkende Fibrinolytika

In Verbindung mit einer weniger reinen Herstellung kommt außer der Streptokinase die sog. Streptodornase vor, ein weiteres Enzym der hämolysierenden Streptokokken. Die Präparate, die diese Kombination enthalten (Varidase® N) dürfen nicht i.v. gegeben werden, sondern sind lokal auf Wunden aufzutragen oder in die Pleurahöhle einzubringen, um dort Eiterherde aufzulösen. Eiter besteht aus zugrundegegangenen Leukozyten, die wiederum von Varidase® N verflüssigt werden. Gesunde Zellen in der Nachbarschaft werden nicht geschädigt.

19.3 Thrombozytenaggregationshemmer

Thrombozytenaggregationshemmer vermindern das Zusammenballen und Verkleben der Blutplättchen und verbessern den Blutfluss. Bei Gefäßverletzungen oder atherosklerotisch veränderten Gefäßwänden lagern sich die Thrombozyten an der Gefäßwand an und begünstigen die Entstehung von arteriellen Thrombosen. Thrombozytenaggregationshemmer sollen die Ausbildung solcher Thromben verhindern. Drei Substanzklassen hemmen die Thrombozytenaggregation:
- Acetylsalicylsäure, z. B. Aspirin®
- Dipyridamol, Stoff zur Koronargefäßerweiterung, z. B. Persantin®.

Indikationen:
- Prophylaxe von Thromboembolien
- Verbesserung der Fließeigenschaften des Blutes bei Arteriosklerose
- Thrombophlebitis (Entzündung der Gefäßwand mit Thrombusbildung)

■ **Acetylsalicylsäure verbessert durch Thrombozytenaggregationshemmung die Fließeigenschaften des Blutes bei Gefäßkrankheiten.**

Wirkung: Hemmung der Thrombozytenaggregation.

Nebenwirkungen:
- Erhöhte Blutungsneigung, vor allem im Magen-Darm-Trakt
- Hautrötungen
- Blutdruckabfall (Dipyridamol)
- Abschwächung der Wirksamkeit oraler Antikoagulanzien.

Kontraindikationen:
- Magen- und Darmgeschwüre, geplante größere Operationen
- Leber- und Nierenschäden
- Schwangerschaft
- Herzinfarkt (Dipyridamol).

19.4 Antifibrinolytika

Antifibrinolytika hemmen die Auflösung der Fibringerinnsel (Fibrinolyse). Sie werden eingesetzt bei einer überschießenden Aktivität des fibrinolytischen Systems (Hyperfibrinolyse), die zu schweren, nicht mehr beherrschbaren Blutungen führen kann. Antifibrinolytika hemmen die Umwandlung von Plasminogen zu Plasmin.

Pharmaka:
- Tranexamsäure, z. B. Cyklokapron®
- Aprotinin, z. B. Trasylol®.

Indikaktion:
- Blutungen als Folge einer Hyperfibrinolyse
- Postoperative Blutungen
- Überdosierung von Fibrinolytika.

Wirkungen:
- Hemmung der Umwandlung von Plasminogen zu Plasmin
- Hemmung von Plasmin (Aprotinin).

Nebenwirkungen:
- Durchfall, Übelkeit und Erbrechen
- Thrombosen.

Kontraindikationen:
- Schwangerschaft
- Nierenschäden
- Disseminierte intravasale Gerinnung.

20 Expektoranzien und Antitussiva

Atmung bezeichnet ganz allgemein die Aufnahme von Sauerstoff und die Abgabe von Kohlendioxid. Die Zellen des menschlichen Organismus sind auf eine ständige Sauerstoffzufuhr und einen konstanten Abtransport des verbrauchten Sauerstoffes in Form von Kohlendioxid angewiesen. Diese Aufgabe erfüllt der **Respirationstrakt** (Atmungstrakt) in Zusammenarbeit mit dem Kreislaufsystem.

Die **äußere Atmung** bezeichnet den Gasaustausch, der in der Lunge zwischen Blut und Lungenbläschen stattfindet. Die **innere Atmung** bezeichnet den Aufbrauch von Sauerstoff beim Zellstoffwechsel (ATP).

Krankhafte Veränderungen im Bereich des Respirationstraktes führen zu Ventilationsstörungen. Nach ihren Ursachen werden sie in **restriktive** und **obstruktive** Ventilationsstörungen unterteilt.

Restriktive Störungen

Sie sind gekennzeichnet durch eine Verkleinerung der am Gasaustausch teilnehmenden Fläche der Lunge (Alveolen) und durch eine verminderte Dehnbarkeit der Lunge. Der Patient hat Mühe während der Einatmungsphase.

Ursachen:

- Lungenfibrosen, Staublunge etc.
- Lungenstauung, Schocklunge
- Fettleibigkeit (Adipositas), hochstehende Zwerchfelle, z.B. nach Bauchoperationen
- Verschwartungen der Pleura, z.B. nach Pleuraentzündungen.

Obstruktive Störungen

Über 90% aller Lungenerkrankungen sind obstruktive Störungen. Die Strömungswiderstände in den Atemwegen sind erhöht, vor allem in den Bronchien. Der Patient hat Mühe während der Ausatmungsphase.

■ Jeder zweite Raucher über 40 Jahre hat eine obstruktive Lungenfunktionsstörung.

Ursachen:

- Schwellung der Bronchialschleimhaut
- Krampf (Spasmus) der Bronchialmuskulatur
- Verlegung oder Einengung der Bronchien durch **Schleim** und/oder **Sekrete.**

Vor allem die obstruktiven Störungen sind einer medikamentösen Therapie zugänglich. Hier kommen folgende Gruppen von Pharmaka zum Einsatz:

- **Bronchospasmolytika** sind Medikamente zur Erschlaffung der Bronchialmuskulatur, z.B. bei Asthma bronchiale
- **Expektoranzien** sind Medikamente zur Erleichterung oder Beschleunigung des Sekretabtransportes aus den Bronchien
- **Antitussiva** sind hustendämpfende Mittel.

20.1 Expektoranzien

Expektoranzien sind Substanzen, die die Entfernung von **Bronchialsekret** aus den Bronchien oder der Trachea erleichtern bzw. beschleunigen. Man unterscheidet:

- Sekretolytika
- Mukolytika
- Sekretomotorika.

Die Wirksamkeit von Expektoranzien ist umstritten. Voraussetzung für ihre Wirksamkeit ist eine ausreichende **Flüssigkeitszufuhr.** Expektoranzien werden bei allen

Lungenerkrankungen eingesetzt, die mit einer erhöhten oder besonders zähen Schleimproduktion einhergehen.

20.1.1 Sekretolytika

Sekretolytika führen zu einer reflektorischen Steigerung der Bronchialsekretion und damit zu einer Verflüssigung des Schleimes. Das Abhusten wird erleichtert.

Pharmaka:
- Ätherische Öle, z. B. Eukalyptusöl, Menthol
- Saponinhaltige Drogen, z. B. Radix Primulae.

20.1.2 Mukolytika

Mukolytika setzen die **Viskosität** (Zähigkeit) des Bronchialschleimes herab und fördern das Abhusten.

Pharmaka:
- Bromhexin, z. B. Bisolvon®
- Ambroxol, z. B. Mucosolvan®
- Acetylcystein, z. B. Fluimucil®.

■ Mukolytika setzen die Zähigkeit des Bronchialschleimes herab.

20.1.3 Sekretomotorika

Sekretomotorika fördern die Sekretbewegung über eine Anregung der Zilientätigkeit (Flimmerhärchen) in den Bronchien. Außerdem sollen sie das Abhusten fördern. Die sekretomotorische Wirkung ist ein Nebeneffekt der broncholytisch wirkenden β-Sympathomimetika.

20.2 Antitussiva

Antitussiva unterdrücken den **Hustenreflex.** Der Hustenreiz entsteht durch Kontakt mit Fremdkörpern im Bronchialsystem und hat die Aufgabe, den Fremdkörper zu eliminieren. Durch eine Hemmung des Hustenzentrums im Stammhirn und die Blockade der „Hustenrezeptoren" im Bronchialtrakt nimmt die Häufigkeit und Intensität der Hustenstöße ab. Antitussiva dürfen nur bei **trockenem** Reizhusten angewandt werden, da bei vermehrtem Sekretfluss das Abhusten wegen der Gefahr des **Sekretstaues** erwünscht ist.

■ Antitussiva nur bei trockenem Reizhusten einsetzen.

Die am häufigsten zur Hustendämpfung eingesetzte Substanz ist das **Codein.** Es ist ein Abkömmling des Morphins, der durch chemische Veränderungen wesentlich geringer analgetisch und euphorisierend, aber stark hustenstillend wirkt. Trotzdem kann es in hohen Dosen zu morphinähnlichen Wirkungen kommen wie z. B. zur Dämpfung des Atemzentrums.

■ Codein ist ein Abkömmling des Morphins und kann suchtauslösend wirken.

Pharmaka: Codein bzw. chemisch verwandte Substanzen, z. B. Paracodin®, Remedacen®, Dicodid®.

Indikation: Trockener Reizhusten.

Wirkung: Zentrale Dämpfung des Hustenreizes am Hustenzentrum.

Nebenwirkungen:
- Gelegentlich Obstipation
- Übelkeit (Nausea)
- Geringe Atemdepression
- Vermindertes Reaktionsvermögen.

Kontraindikationen:
- Chronische Obstipation
- Bestehende Atemdepression.

20.3 Surfactant

Die Oberfläche der Alveolen wird durch einen Flüssigkeitsfilm bedeckt, der die **Ober-flächenspannung** herabsetzt und damit ein Kollabieren der Lungenbläschen am Ende der Ausatmung verhindert. Dieser als **Surfactant** bezeichnete Stoff kann aus Rinderlungen gewonnen werden (z. B. Alveofact®) und beim **Atemnotsyndrom** des unreifen Neugeborenen, das auf einem Mangel an Surfactant beruht, eingesetzt werden.

21 Antiasthmatika

Antiasthmatika sind Medikamente zur Behandlung des **Asthma bronchiale**. Asthmatiker leiden an anfallsweiser Atemnot infolge einer Obstruktion (Verengung) der unteren Atemwege.

An dieser Obstruktion sind drei Mechanismen beteiligt:

- Schleimhautschwellung
- Konstriktion (Verkrampfung) der glatten Atemwegsmuskeln
- Dyskrinie (Hypersekretion von zähem Schleim).

Man unterscheidet zwei Asthmaformen, die sich jedoch häufig vermischen oder ineinander übergehen:

- Exogen-allergisches Asthma; Auslöser der Obstruktion sind z. B. Blütenpollen, Katzenhaare
- Nicht-allergisches Asthma; Auslöser der Obstruktion sind z. B. Virusinfekte, Anstrengungen, kalte Luft, Zigarettenrauch.

■ Asthma bronchiale ist die häufigste chronisch-entzündliche Krankheit.

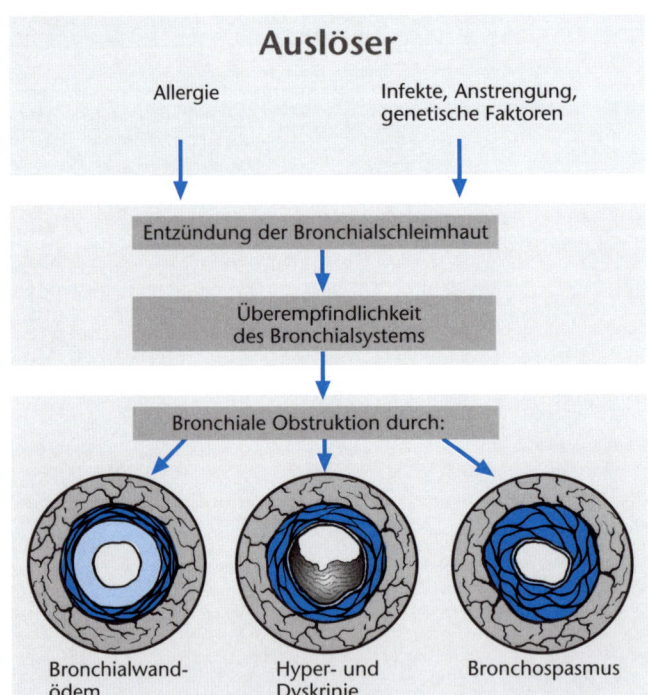

Abb. 37: Auslöser des Asthma bronchiale

21.1 Wirkstoffe in der Asthmatherapie

Wirkstoffe, die zur Asthmatherapie eingesetzt werden, sind:

- Glukokortikoide
- β_2-Sympathomimetika
- Theophyllin
- Anti-Leukotriene.

21.1.1 Glukokortikoide

Glukokortikoide sind Steroidhormone, die in der Nebennierenrinde gebildet werden. Sie hemmen die Entzündung in den Atemwegs-Schleimhäuten und senken so die Bereitschaft für neue Asthma-Anfälle. Glukokortikoide werden in erster Linie zur Dauertherapie des Asthmas eingesetzt.

Pharmaka:
- Beclometason, z.B. Sanasthmax®
- Budesonid, z.B. Pulmicort®
- Fluticason, z.B. Flutide®
- Mometason, z.B. Asmanex®.

■ **Glukokortikoide gehören zur Basis-Therapie des Asthma bronchiale.**

Verabreichung:
- Inhalation (Basistherapie)
- Oral (wenn Inhalation und andere Therapiemaßnahmen nicht ausreichen)
- Intravenös (evtl. bei schwerem akuten Asthmaanfall).

Wirkung: Hemmung der Entzündung in den Atemwegs-Schleimhäuten.

Nebenwirkungen:
- Bei inhalativer Anwendung evtl. Heiserkeit, Mundsoor. Konsequentes Mundspülen und Verwenden von Inhalierhilfen (Spacer) hilft, diese Nebenwirkungen zu vermeiden
- Bei lang dauernder oraler Behandlung evtl. Schwächung der Infektabwehr, Blutbildveränderungen, diabetische Stoffwechsellage (siehe Kapitel 23.1, Steroide).

21.1.2 β_2-Sympathomimetika

β_2-Sympathomimetika bewirken eine Erschlaffung (Dilatation) der Bronchialmuskulatur, so dass die Atemnot nachlässt. Die entzündliche Veränderung der Schleimhäute wird nicht beeinflusst. Es gibt kurzwirkende und langwirkende β_2-Sympathomimetika. Kurz wirkende Präparate werden zur Therapie des akuten Asthmaanfalls eingesetzt, lang wirkende Präparate eignen sich z.B. zur Unterdrückung nächtlicher Asthmaanfälle.

Beispiele für kurz wirkende Pharmaka (4 bis 6 Stunden):
- Fenoterol, z.B. Berotec®
- Salbutamol, z.B. Sultanol®
- Terbutalin, z.B. Bricanyl®.

Beispiele für lang wirkende Pharmaka (12 bis 24 Stunden):
- Bambuterol, z.B. Bambec®
- Clenbuterol, z.B. Spiropent®
- Formoterol, z.B. Foradil®.

Verabreichung:
- Inhalativ
- Oral (nur bei Versagen anderer Therapieformen!).

Wirkung: Stimulation der β_2-Rezeptoren bewirkt eine Erschlaffung der Bronchialmuskulatur.

Nebenwirkungen:
- Tachykardie (erhöhte Herfrequenz)
- Herzrhythmusstörungen
- Blutdruckabfall.

Kontraindikationen:
- Frischer Herzinfarkt
- Tachykarde Herzrhythmusstörungen.

■ **β$_2$-Sympathomimetika wirken bronchodilatatorisch, aber nicht entzündungshemmend.**

21.1.3 Theophyllin

Theophyllin-Präparate können zur Akut- und Dauerbehandlung von Asthma-Symptomen eingesetzt werden, die sich durch Glukokortikoide und / oder β$_2$-Sympathomimetika allein nicht bessern lassen. Allerdings ist die therapeutische Breite (der Abstand zwischen therapeutisch wirksamer Dosis und der Dosis, bei der Nebenwirkungen auftreten) gering.

Pharmaka, z. B.:
- Theophyllin, z. B. Bronchoretard®
- Theophyllin-Ethylendiamin, z. B. Euphyllin®.

Wirkung:
- Bronchodilatation (Erschlaffung der Bronchialmuskulatur)
- Entzündungshemmung
- Förderung der Schleimbeseitigung.

Nebenwirkungen, z. B.:
- Unruhe, Schlafstörungen
- Zerebraler Krampfanfall (meist erst bei hohen Serumspiegeln)
- Tachykardie, Extrasystolen
- Übelkeit, Magenschmerzen, Erbrechen.

■ **Wegen der geringen therapeutischen Breite müssen die Theophyllin-Serumspiegel regelmäßig kontrolliert werden.**

Kontraindikationen:
- Frischer Herzinfarkt
- Magen- und Zwölffingerdarmgeschwür.

21.1.4 Anti-Leukotriene

Leukotriene sind Substanzen, die bei der Entzündungsreaktion des Asthmas eine wichtige Rolle spielen. Seit einigen Jahren gibt es Anti-Leukotriene, die in der Asthmatherapie eingesetzt werden können. Aufgrund der bisherigen Erfahrungen verbessern sie vor allem nächtliche Asthmasymptome und Anstrengungs-bedingtes Asthma.

Pharmaka: Montelukast (Singulair®).

Wirkung: Hemmung der Produktion und / oder Wirkung der entzündungsfördernden Leukotriene.

Nebenwirkungen:
- Kopfschmerzen
- Durchfall.

Besonderes
Der Stellenwert der Anti-Leukotriene muss noch geklärt werden. Da sie oral verabreicht werden, z. B. als Kautablette für Kinder, könnten sie die Asthma-Therapie vereinfachen.

21.2 Stufenplan zur Dauertherapie des Asthma bronchiale

Zu unterscheiden ist zwischen der Dauertherapie, die das Ziel hat, Anfälle zu verhindern und der Therapie des akuten Asthmaanfalls (siehe unten).

Die **Dauertherapie** des Asthma bronchiale folgt einem Stufenplan, der sich am Schweregrad der Symptome orientiert:

- **Stufe 1**. Mildes Asthma mit gelegentlichen Beschwerden. Inhalatives β_2-Sympathomimetikum zur bedarfsweisen Anwendung
- **Stufe 2**. Mäßiges Asthma. Beschwerden häufiger als zweimal pro Woche oder nächtliche Beschwerden häufiger als zweimal pro Monat. Regelmäßige Gabe eines inhalativen Glukokortikoids. Dazu bei Bedarf inhalative β_2-Sympathomimetika, evtl. zusätzlich Theophyllin
- **Stufe 3**. Schweres Asthma. Regelmäßige Gabe inhalativer Glukokortikoide in hoher Dosis. Dazu regelmäßig bevorzugt lang wirkende β_2-Sympathomimetika, Theophyllin oral, evtl. orale Glukokortikoide.

21.3 Therapie des akuten Asthma-Anfalls

Die **Therapie des akuten Asthma-Anfalls** beinhaltet:

- Sauerstoffgabe
- Orale oder systemische Gabe von Glukokortikoiden
- Hochdosierte und bevorzugt inhalative Verabreichung von β_2-Sympathomimetika.

Vorsicht:

- Keine Gabe von β-Blockern und Acetylsalicylsäure oder anderen nicht-steroidalen Antiphlogistika (Verschlechterung asthmatischer Symptome möglich!)
- Möglichst keine sedierenden Medikamente wegen der Gefahr, dass der Atemantrieb unterdrückt wird!

22 Magen-Darm-Therapeutika

Zu den Magen-Darm-Therapeutika zählen viele verschiedene Medikamente. Im Folgenden werden Magenschutzmittel, Enzympräparate zur Substitution fehlender Verdauungsenzyme des Pankreas und Präparate gegen Durchfall (Antidiarrhoika) und Obstipation (Laxanzien) besprochen.

22.1 Magenschutzmittel

Die Salzsäure des Magens wird in den Belegzellen der Magenschleimhaut gebildet und ausgeschüttet. Histamin stimuliert diesen Mechanismus über die H_2-Rezeptoren der Magenschleimhaut. Die Magensäure erleichtert durch eine Art Vorverdauung die Spaltung der Nahrungseiweiße, stellt einen günstigen pH-Wert für den Wirkbereich der Enzyme ein und dient der Abtötung von Bakterien.

Bei vermehrter Salzsäureproduktion kann die permanente Einwirkung der aggressiven Säure auf die Schleimhäute folgende Probleme auslösen:

- Sodbrennen
- Chronische Magenbeschwerden
- Ulcera ventriculi/duodeni.

Um die Folgen der vermehrten Säureeinwirkung zu lindern, stehen mehrere Therapieansätze zur Verfügung:

- **Antazida.** Medikamente, die übermäßig produzierte Magensäure neutralisieren oder binden können und damit den pH-Wert des Magens regulieren
- **H_2-Blocker.** Medikamente, die die Magensäureproduktion und -sekretion selbst einschränken
- **Protonenpumpenhemmer.** Medikamente, die den Transport der H^+-Ionen stören und damit den pH-Wert des Magensaftes anheben.

Ein wesentlicher Entstehungsfaktor des Ulkusleidens ist das Bakterium Helicobacter pylori. Ein gestörtes Gleichgewicht bei bestehender Helicobacter-Besiedlung (50% aller über 50-Jährigen haben diese Besiedlung) kann zur Ulkusausbildung führen. Hier ist eine geeignete Antibiotikatherapie notwendig (siehe unten).

■ Ulkuskrankheit durch Heliobacter pylori-Besiedlung plus zuviel Säure.

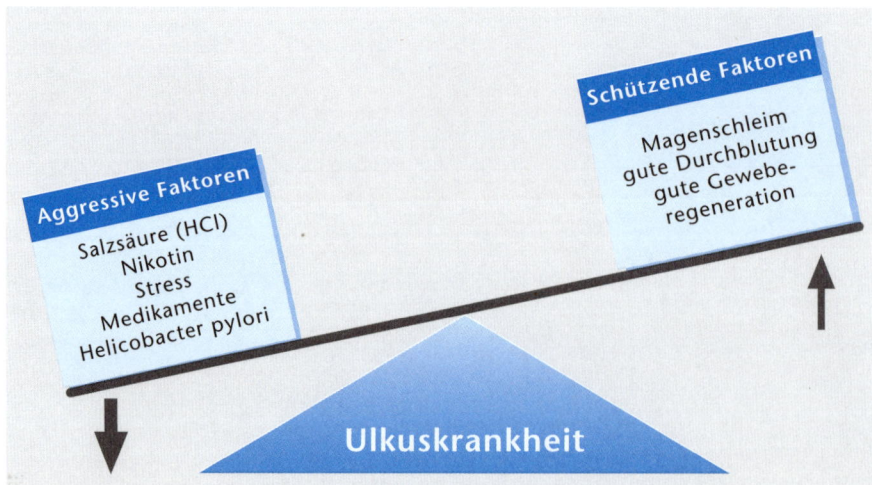

Abb. 38: Faktoren der Ulkuskrankheit

22.1.1 Antazida

Antazida neutralisieren durch ihre chemische Struktur die Säure und verschieben den pH-Wert des Magensaftes in Richtung des alkalischen Bereiches. Die Salzsäureproduktion wird nicht verringert.

Verwendete Substanzen:
- Hydroxidgelverbindungen (Aluminiumhydroxidgel, Magnesiumhydroxid)
- Karbonatverbindungen (Kalziumkarbonat)
- Hydrogenkarbonatverbindungen (Natriumbikarbonat).

Pharmaka:
- Aluminium- und Magnesiumverbindungen, z.B. Gelusil Lac®, Maaloxan®
- Magnesium- und Kalziumverbindungen, z.B. Rennie®
- Magaldrat = Komplexverbindung von Mg und Al, z.B. Riopan®
- Aluminium- und Kalziumverbindungen, z.B. Solugastril®
- Hydrotalcid, z.B. Talcid®.

■ **Antazida neutralisieren die Magensäure, bremsen aber nicht ihre Produktion.**

Einige Magnesiumverbindungen haben einen besonders raschen Wirkeintritt. Die aufgenommen Magnesium-Ionen werden über die Niere ausgeschieden. Bei einer Niereninsuffizienz kann es zur Kumulation mit entsprechenden Auswirkungen auf die Herzaktion (Muskelschwäche, Arrhythmie) und zu Bewusstseinsstörungen kommen. Aluminiumverbindungen haben einen langsamen Wirkeintritt und eine lange Wirkdauer. Bei Niereninsuffizienz besteht Gefahr, dass es zu hohen Aluminiumkonzentrationen im Blut kommt, die zu Ablagerungen im ZNS führen; besonders gefährdet sind dialysepflichtige Patienten, da die Dialyse das Aluminium nicht auswäscht.

22.1.2 H_2-Rezeptorenblocker

H_2-Rezeptorenblocker besetzen kompetitiv die H_2-Rezeptoren des Histamins in der Magenschleimhaut. Die Salzsäuresekretion wird dadurch eingeschränkt. H_2-Blocker sind ein wesentlicher Fortschritt in der Ulkustherapie. Verglichen mit den Protonenpumpenhemmern sind Rezidive häufiger.

Pharmaka:
- Cimetidin, z.B. Tagamet®
- Ranitidin, z.B. Sostril®, Zantic®
- Famotidin, z.B. Pepdul®
- Nizatidin, z.B. Gastrax®, Nizax®.

■ **H_2-Blocker hemmen die Salzsäuresekretion des Magens.**

Indikation: Ulcera ventriculi/duodeni.

Wirkung: Hemmung der Histaminwirkung an den Belegzellen.

Nebenwirkungen:
- Gynäkomastie
- Übelkeit, gatsrointestinale Beschwerden
- Kopfschmerzen.

Kontraindikationen:
- Kinder
- Schwangere und Stillzeit.

Besonderes:
Durch die Verminderung der Säure reduziert sich der Schutz im Magen vor Bakterien, die mit der Nahrung aufgenommen werden. Ca. 60% der Säure werden nachts gebildet, daher sollten H_2-Blocker zur Nacht eingenommen werden.

22.1.3 Protonenpumpenhemmer

Die Protonenpumpenhemmer sind die stärksten Unterdrücker der Salzsäuresekretion. Durch Blockierung eines Enzyms wird die Säureproduktion der Belegzellen komplett gehemmt, bis neue Belegzellen entstanden sind.

Pharmaka (Auswahl):
- Omeprazol, z.B. Antra®
- Lansoprazol, z.B. Agopton®.

Indikation: Ulcera ventriculi, Ulcera duodeni.

Kontraindikation: Schwangerschaft.

Wirkung: Irreversible Hemmung der Wasserstoff/Kalium-ATPase.

Nebenwirkungen:
- Schwindel
- Bei i.v.-Gabe schwere Sehstörungen (Omeprazol).

■ **Protonenpumpenhemmer sind die wirksamsten Substanzen zur Unterdrückung der Salzsäuresekretion.**

22.1.4 Antibiotika

Antibiotika sind bei Magenulzera, die durch Helicobacter pylori verursacht werden, induziert. Die Rezidivrate sinkt bei Kombination mit einem Säureblocker auf ca. 5%.

Therapievorschlag: Omeprazol (z.B. Antra®) + Clarithromycin (z.B. Klacid®) oder + Metronidazol (Clont®).

■ **Die Rezidivrate der Ulzera sinkt nach Eradikation (vollständige Eliminierung) von Helicobacter pylori deutlich.**

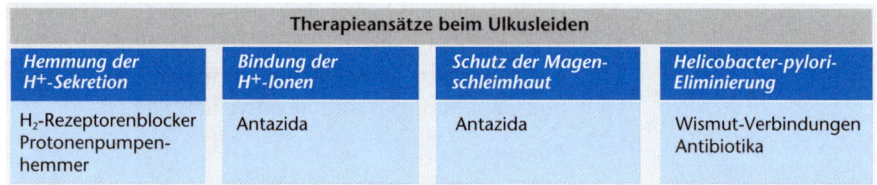

Therapieansätze beim Ulkusleiden			
Hemmung der H⁺-Sekretion	**Bindung der H⁺-Ionen**	**Schutz der Magenschleimhaut**	**Helicobacter-pylori-Eliminierung**
H₂-Rezeptorenblocker Protonenpumpenhemmer	Antazida	Antazida	Wismut-Verbindungen Antibiotika

Abb. 39: Therapie des Ulkusleidens

22.2 Pankreasfermente

Bei einer chronischen Pankreatitis kommt es zu einer fortschreitenden Organzerstörung. Das Pankreas bildet nicht mehr ausreichend Verdauungsenzyme (Fermente). Die Folge sind Verdauungsschwäche, Durchfälle und Gewichtsabnahme. Die fehlenden Fermente können substituiert werden.

Pharmaka: Pankreatin, z.B. Kreon®, Pankreatan®, Pankreon®.

Indikation: Fermentmangel.

Anwendungsbeschränkung: Akute Pankreatitis.

Wirkung: Ersatz der pankreatischen Verdauungsenzyme.

Nebenwirkungen:
- Allergie
- Darmstrikturen.

■ **Die Kapseln sollten über die Mahlzeit verteilt eingenommen werden, um eine gute Durchmischung mit dem Speisebrei zu gewährleisten.**

22.3 Antidiarrhoika

Durchfälle (Diarrhöen) können Symptom vieler verschiedener Erkrankungen sein: Z.B, unspezifische Nahrungsunverträglichkeit, durch Toxine in verdorbenen Nahrungsmitteln oder von Bakterien ausgelöster Durchfall, Infektionen (z. B. Salmonellen, Typhus, Amöben), Nahrungsmittelallergien, Enzymdefekte (Laktoseintoleranz), nicht-infektiöse Enteritiden (z. B. Morbus Crohn, Colitis Ulcerosa). Vor der Behandlung einer Diarrhöe steht daher die genaue Abklärung der Ursachen.

■ **Die Behandlung der Diarrhöe richtet sich in erster Linie nach der Grunderkrankung.**

Therapeutisch steht der Ersatz von Flüssigkeit und Elektrolyten an erster Stelle.

22.3.1 Ersatz von Flüssigkeit und Elektrolyten

Pharmaka:
- Orale Elektrolyt- und Flüssigkeitszufuhr, z. B. Elotrans®, Oralpädeon®
- Parenterale Flüssigkeits- und Elektrolytinfusionen.

Indikation: Durchfallerkrankungen.

Wirkung: Ausgleich von Elektrolyt- und Flüssigkeitsverlusten bei Durchfallerkrankungen.

Nebenwirkungen: Hyperkaliämie (führt z. B. zu Herzrhythmusstörungen, Parästhesien).

Anwendungsbeschränkungen für orale Präparate:
- Herzinsuffizienz
- Erhöhter Blutdruck.

Kontraindikationen für orale Präparate:
- Niereninsuffizienz
- Metabolische Alkalose
- Unstillbares Erbrechen
- Bewusstseinstrübung, Schock.

■ **Bei den oralen Präparaten werden die Tabletten oder das Pulver in abgekochtem, abgekühltem Wasser oder Tee aufgelöst und langsam, nur schluckweise getrunken.**

22.3.2 Ruhigstellen des Darms

In manchen Fällen ist zusätzlich zur Flüssigkeits- und Elektrolytsubstitution eine Ruhigstellung des Darms sinnvoll. Dies kann durch Morphin und seine Derivate erreicht werden, da sie die Magen-Darm-Passage verlangsamen.

Pharmaka:
- Loperamid, z. B. Imodium®
- Opiumtinktur.

Indikation: Durchfallerkrankungen.

Wirkung: Durch die Ruhigstellung des Darms können Flüssigkeit und Elektrolyte besser rückresorbiert werden.

Nebenwirkungen:
Bei Einhaltung der Dosierungsempfehlungen, Anwendungsbeschränkungen und Kontraindikationen sind auch bei längerfristiger Therapie keine schweren Nebenwirkungen beobachtet worden.
- Müdigkeit, Kopfschmerzen, Schwindel
- Mundtrockenheit, Übelkeit, Bauchkrämpfe
- Ileus
- Begünstigung eines toxischen Megakolons.

Anwendungsbeschränkungen:
- Fieberhafte Durchfälle mit blutigem Stuhl
- Akute Colitis ulcerosa
- Pseudomembranöse Kolitis.

Kontraindikationen:
- Ileus
- Kinder unter zwei Jahren
- Schwangerschaft und Stillzeit.

Besonderes:

Opiumtinktur hat neben der antidiarrhöischen auch starke schmerzlindernde Eigenschaften und kann daher bei zusätzlichen starken Schmerzen sinnvoll sein. Es besteht aber die Gefahr des Missbrauchs. Loperamid besitzt kaum mehr zentrale Wirkungen.

22.4 Laxanzien

Abführmittel (Laxanzien) sind Medikamente zur **Beschleunigung der Stuhlentleerung.** Ursachen einer verzögerten Darmentleerung (**Obstipation**) sind:
- Falsche Ernährung (ballaststoffarme Nahrungsmittel)
- Wenig Bewegung, sitzende Tätigkeiten
- Stress (Verdrängung des Stuhldranges aus Zeitmangel)
- Entzündungen oder Tumoren der Darmwand
- Nervenverletzungen im Bereich des Beckens.

■ Hauptursachen der Obstipation sind falsche Ernährungsgewohnheiten und mangelnde Bewegung. Bei ständigem Konsum gewöhnt sich der Darm an die Laxanzien und wird träge, der Verbrauch an Abführmitteln steigt.

Indikationen:
- Darmentleerung vor Untersuchungen oder Operationen
- Schmerzhafte Analleiden (Erweichung des Stuhls)
- Chronische Obstipation (möglichst kurzfristig und erst nach erfolgloser Umstellung der Essens- und Lebensgewohnheiten).

■ Keine Abführmittel zur Gewichtsabnahme oder „Entschlackung".

Wirkprinzipien:
- Aufquellung des Darminhaltes und damit Steigerung der Peristaltik (durch Quellstoffe)
- Erhöhung der Gleitfähigkeit des Darminhaltes (durch Gleitmittel)
- Erhöhung des Wasseranteiles im Stuhl durch osmotische Kräfte (durch osmotische Laxanzien)
- Erhöhung des Wasseranteils im Stuhl durch Verhinderung der Wasserresorption aus dem Darm (durch antiabsorptive Laxanzien)
- Förderung des Wassereinstroms in den Darm (durch hydragoge Laxanzien)
- Anregung der Peristaltik im Darm durch Erniedrigung des pH-Wertes (durch Lactulose).

Die Wirkung der meisten Abführmittel beruht auf einer Vermehrung des Darminhaltes. Direkte Folge ist eine gesteigerte Wandspannung und dadurch bedingt eine Erhöhung der Peristaltik.

Nebenwirkungen:
- Wasser- und Elektrolytverluste (vor allem Kalium)
- Verstärkung der Obstipation bei langfristigem Gebrauch
- Nierenschäden durch chronischen Kaliummangel.

■ Vor dem Gebrauch von Abführmitteln bei chronischer Obstipation immer erst Umstellung der Lebens- und Essgewohnheiten versuchen.

22.4.1 Quellstoffe

Mit viel Flüssigkeit einzunehmende Medikamente, die im Darm aufquellen und damit die Peristaltik anregen.

Beispiele:
- Weizenkleie
- Indischer Flohsamen, z.B. in Agiolax®
- Leinsamen, z.B. in Draslinsa Abführ-Körner®
- Bassorin aus der Faulbaumrinde, z.B. Normacol®.

Nebenwirkung:
Gefahr eines Ileus (Darmverschluss) bei mangelnder Flüssigkeitseinnahme.

Kontraindikation: Ileus.

22.4.2 Gleitmittel

Abführmittel, die durch ölige Bestandteile den Darminhalt gleitfähiger machen. Das Paraffinöl wird auch bei Vergiftungen mit organischen Lösungsmitteln gegeben.

Beispiele: Paraffinöl.

Nebenwirkungen:
- Fremdkörperreaktion (falls das Paraffinöl resorbiert wird)
- Appetitlosigkeit, Verdauungsstörungen
- Resorptionsstörungen für fettlösliche Vitamine (Vitamin E, D, K, A; Merkwort: EDEKA).

Kontraindikation: Ileus.

22.4.3 Osmotische Laxanzien

Osmotisch wirksame Salze, die Wasser im Darmlumen zurückhalten bzw. für zusätzlichen Einstrom von Wasser ins Darmlumen sorgen. Den gleichen Effekt haben die schwer resorbierbaren Zuckeralkohole Laktose und Laktulose.

Beispiele: Laktose, Laktulose (z.B. Lactofalk®, Bifiteral®).

Nebenwirkungen:
- Neuromuskuläre Übertragungsstörungen, Muskelschwäche (Störung des Magnesiumhaushaltes)
- Flüssigkeits-Retention → Hypertonie.

Kontraindikation: Myasthenia gravis.

22.4.4 Antiabsorptive und hydragoge Laxanzien

Durch verschiedene Wirkmechanismen wird die Wasserresorption aus dem Darmlumen verhindert und gleichzeitig der Einstrom von Wasser und Elektrolyten in den Darm gefördert (hydragoge Wirkung). Folge ist eine Verflüssigung des Stuhles und eine Erhöhung der Stuhlmenge (Peristaltikanregung). Laxanzien dieses Typs sind am gebräuchlichsten. Es handelt sich zumeist um Anthrachinon-Derivate (Sennesblätter, Aloe, Faulbaumrinde, Kreuzdornbeere) und Phenolphtalein-Derivate (Diphenole).

Beispiel (Anthrachinonderivate): Sennesfrüchte, z.B. Agiolax®, Depuran®, Liquidepur®, X-Prep®.

Beispiel (Diphenole): Bisacodyl, z.B. Dulcolax®, Laxoberal®, Laxbene®.

Beispiel (andere): Rizinusöl, z.B. Rizinuskapseln Pohl®.

Nebenwirkungen:
- Schmerzen im Bauchraum
- allergische Reaktionen (Phenolphthalein)
- Alkalose (bei langer Anwendung).

Kontraindikationen:
- Ileus
- Gravidität und Stillzeit (außer Rizinusöl).

■ Antiabsorptive und hydragoge Abführmittel werden am häufigsten eingesetzt.

23 Hormone

Hormone sind **Botenstoffe** des Körpers, die der langfristigen, übergeordneten Steuerung der Zell- und Organfunktionen dienen. Die Hormone werden von endokrinen Drüsen gebildet. Sie beeinflussen die körperliche, geistige und seelische Entwicklung und fördern die Anpassung des Organismus an die ständig wechselnden Leistungsanforderungen. Eine Fehlfunktion der endokrinen Drüsen mit einem Über- oder Unterangebot an Hormonen kann eine medikamentöse Therapie erforderlich machen.

23.1 Steroide (Kortikoide)

Die Kortikoide werden in der **Nebennierenrinde** gebildet und lassen sich in Glukokortikoide und Mineralkortikoide unterteilen.

23.1.1 Glukokortikoide

Hauptvertreter der Glukokortikoide ist das **Kortisol**. Die physiologische Kortisolabgabe unterliegt einem typischen Tagesrhythmus. 80% des körpereigenen Kortisols werden in den frühen Morgenstunden in die Blutbahn abgegeben.

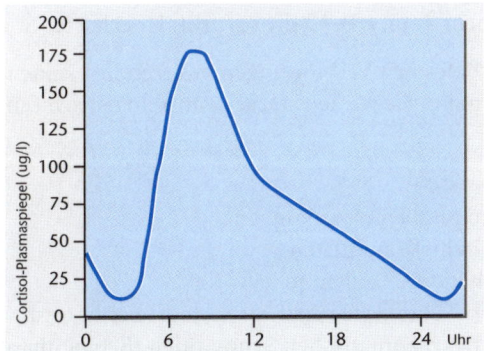

Abb. 40: Kortisol Tagesspiegel

Unerwünschte Wirkungen treten nur bei Hyperkortisolismus oder einer hoch dosierten Glukokortikoid-Therapie auf. Die körpereigene Regulation setzt erst aus, wenn die Schwellendosis von etwa 7,5 mg Kortisolgabe/Tag überschritten wird.

Erwünschte und unerwünschte Wirkungen der Glukokortikoide:
- Vermehrte Bereitstellung von Kohlenhydraten (Zucker) durch eine dem Insulin entgegengesetzte Wirkung, dadurch Förderung einer diabetischen Stoffwechsellage (Glukose im Serum steigt an)
- Vermehrter Abbau von Eiweißen aus dem Muskelgewebe (katabole Wirkung)
- Muskel- und Knochenabbau
- Umverteilung des Fettgewebes mit Stammfettsucht
- Verminderung des lymphatischen Gewebes mit Unterdrückung von Immunabwehr und allergischen Reaktionen, dadurch erhöhte Infektanfälligkeit
- Vermehrung von Erythrozyten und Thrombozyten, dadurch thrombosefördernd
- Begünstigung der Entwicklung eines Ulkus
- Blutdrucksteigernd
- Antirheumatische und entzündungshemmende Wirkung
- Hemmung der Entwicklung von Binde- und Epithelgewebe.

■ **Glukokortikoide unterdrücken allergische Reaktionen und die Immunabwehr.**

Nebenwirkungen bei langfristiger, hoch dosierter Glukokortikoid-Therapie:
- Ödeme
- Hypertonie
- Muskelschwäche
- Osteoporose
- Immunsuppression mit verminderter Infektabwehr und gesteigertem Infektrisiko
- Magen- und Zwölffingerdarmgeschwüre
- Wundheilungsstörungen
- Cushing-Syndrom
- Diabetische Stoffwechsellage
- Kortikoid-Entzugssyndrom (bei Therapieende: Fieber, Muskel- und Gelenkschmerzen)
- Nebennieren-Insuffizienz nach plötzlichem Absetzen, daher die Therapie immer langsam ausschleichen
- Glaukom oder Katarakt-Ausbildung (grüner bzw. grauer Star).

Pharmaka:
- Cortison, z. B. Cortison-Ciba®
- Dexamethason, z. B. Fortecortin®
- Fluocortolon, z. B. Ultralan®
- Triamcinolon, z. B. Volon®
- Prednisolon, z. B. Solu-Decortin H®, Decortin H®
- Methylprednisolon, z. B. Urbason®
- Hydrocortison, z. B. Hydrocortison Hoechst®.

Die synthetischen Verbindungen besitzen fast keine mineralkortikoiden Nebenwirkungen mehr. Sie wirken stärker antiphlogistisch (entzündungshemmend) als Kortisol.

Indikationen:
- Rheumatische Erkrankungen
- Allergische Krankheiten
- Lymphatische Leukämie
- Lokal bei aktivierten Arthrosen der Gelenke, insb. Triamcinolon
- Lokal bei rheumatischen Synovitiden (Schleimhautentzündung), insb. Triamcinolon
- Morbus Addison (NNR-Insuffizienz, Bronzehaut-Krankheit).

Durch geeignete chemische Veränderungen besitzen einige Kortikoide ein gutes Eindringvermögen in das Gewebe, z. B. bei intraartikulärer Injektion bei Gelenkergüssen.

Kontraindikationen:
- Schwangerschaft und Stillzeit
- Hypertonie (nur Kortisol)
- Herzinsuffizienz (nur Kortisol)
- Herpes simplex
- Zoster (Gürtelrose)
- Glaukom
- Varizellen (Windpocken)
- Magen-Darm-Ulzera
- Psychische Erkrankungen.

Die Kontraindikationen sind nicht gültig bei Substitutionstherapie und im Notfall.
■ Bei Langzeittherapie Kortisongabe möglichst jeden zweiten Tag am Morgen.

Glukokortikoide zur lokalen Anwendung

Glukokortikoide wirken bei lokaler Applikation:
- Antiphlogistisch
- Antiproliferativ
- Juckreizstillend
- Immunsuppressiv.

Nebenwirkungen bei längerfristiger Anwendung:
- Hautatrophien
- Striae (Streifen)
- Steroidakne.

■ Längere lokale Anwendung von Kortikoidsalben kann zur Hautatrophie führen.

Indikationen:
- Allergisches Kontaktekzem
- Seborrhoisches Ekzem
- Psoriasis
- Atopisches Ekzem.

Inhalative Kortikoide

Kortikoide können nicht nur oral, parenteral oder lokal verabreicht werden, sondern liegen auch als Dosier-Aerosole für die Behandlung des **Asthma bronchiale** vor.

Pharmaka:
- Beclometason, z.B. Sanasthmax®, Sanasthmyl®
- Flunisolid, z.B. Inhacort®
- Budesonid, z.B. Pulmicort®.

Indikation: Asthma bronchiale.

Wirkungen:
- Antientzündlich
- Antiallergisch.

Nebenwirkung: Pilzbefall der Mundhöhle (Candida albicans).

Kontraindikationen:
- Lungen-Tbc
- Bakterielle Pneumonie
- Mykosen.

Handelsname	Substanz	Relative Wirkstärke
Betnesol®, Celestan®	Betamethason	30
Fortecortin®, Dexamed®	Dexamethason	30
Ultralan®	Fluocortolon	5
Volon®	Triamcinolon	5
Urbason®	Methylprednisolon	5
Decortin®	Prednison	4
Solu-Decortin H®	Prednisolon	4
Cortison-Ciba®	Cortison	0,8

Tab. 11: Wirkstärke ausgesuchter Kortikoide (Kortisol = 1)

23.1.2 Mineralkortikoide

Die Mineralkortikoide mit ihrem Hauptvertreter **Aldosteron** beeinflussen über verschiedene Mechanismen den Wasser- und Elektrolythaushalt:

• Verminderung der Natriumausscheidung der Niere (Ödemneigung)
• Erhöhung der Kaliumausscheidung der Niere (Muskelschwäche)
• Steigerung des Blutdruckes über eine Erhöhung des Blutvolumens.

Pharmaka:

• Aldosteron
• Fludrocortison, z.B. Astonin-H®.

Indikation: Nebennierenrinden-Insuffizienz.

Wirkung: Erhöhung der Natrium- und Wasserrückresorption an den Nierentubuli und an den Sammelrohren der Niere.

Nebenwirkung: Ödeme (Natriumreabsorption → Wassereinlagerung im Gefolge).

■ Mineralkortikoide dürfen bei Nebennierenrindeninsuffizienz nie alleine gegeben werden, immer zusammen mit Glukokortikoiden.

23.2 Schilddrüsenhormone, Jodid und Thyreostatika

In der Schilddrüse werden die klassischen Schilddrüsenhormone T_3 und T_4 gebildet. Wesentlicher Bestandteil der Schilddrüsenhormone sind 3 bzw. 4 Jodatome. Die Bildung von T_3 und T_4 wird durch das aus der Hypophyse stammende TSH stimuliert. Die Schilddrüsenhormone T_3 und T_4 liegen in den Follikeln der Schilddrüse an ein Globulin gebunden vor (Kolloid), von dem sie sich bei Abgabe in die Blutbahn lösen. Im Plasma erfolgt eine erneute Bindung an Bluteiweiße, so dass nur ein sehr kleiner Anteil ungebunden vorliegt. Allein dieser ungebundene Anteil der Hormone ist biologisch aktiv, wobei die Wirkung von T_3 ca. fünfmal so groß wie die von T_4 ist. Die Regulation der Hormonkonzentration erfolgt über einen sog. **Feed-back-Mechanismus,** der auf das Hypothalamus-Hypophysen-System wirkt.

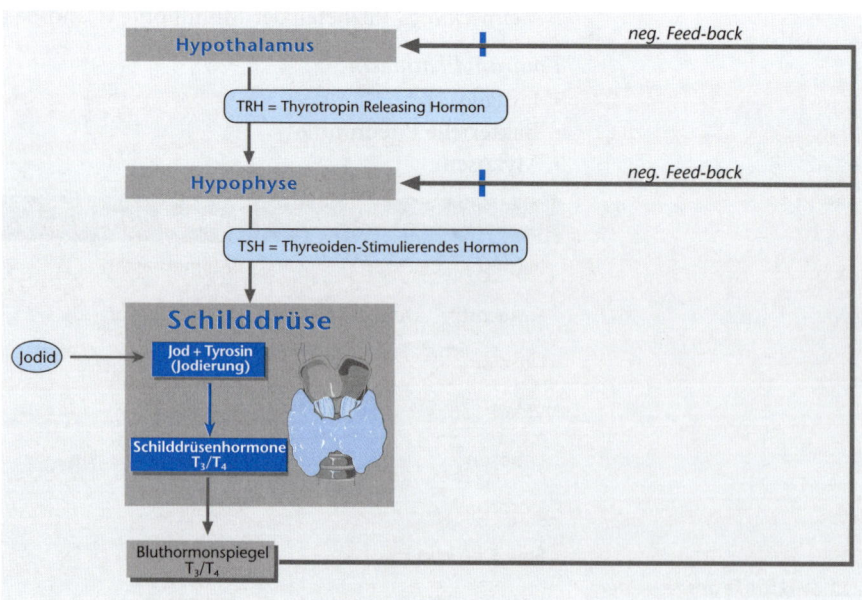

Abb. 41: Hormonbildung in der Schilddrüse

Wirkungen der Schilddrüsenhormone:

- Steigerung des Grundumsatzes, erhöhte Wärmeproduktion
- Erhöhung der Ansprechbarkeit auf Katecholamine (Adrenalin, Dopamin)
- Fördernder Einfluss auf Wachstum, Entwicklung und geistige Reifung
- Erhöhte Erregbarkeit des Nervensystems
- Erhöhung des Muskeltonus
- Evtl. Tachykardie (Steigerung der Herzfrequenz).

Generell ist die Wirkung der Schilddrüsenhormone gleichzusetzen mit einer Steigerung der lebenswichtigen Vorgänge. Eine Schilddrüsenüberfunktion äußert sich in Gewichtsverlust, Schwitzen, Haarausfall, Herzklopfen und nervöser Übererregbarkeit.

■ **Schilddrüsenhormone: Steigerung aller Lebensvorgänge.**

23.2.1 Thyreostatika

Thyreostatika sind Medikamente, die die Produktion bzw. die Freisetzung der Schilddrüsenhormone einschränken und somit zur Therapie einer Schilddrüsenüberfunktion geeignet sind. Sie greifen an mehreren Stellen in den physiologischen Ablauf ein.

Wirkungsmechanismen der Thyreostatika:

- Hemmung des Jodidtransports in die Schilddrüse, z. B. Perchlorat
- Blockade der Jodisation des Hormons, schwefelhaltige Präparate
- Förderung der negativen Rückkopplung durch Gabe von Jodid oder Schilddrüsenhormonen.

Perchlorat

Perchlorat **hemmt die Aufnahme** von Jodid in die Schilddrüse. Wegen der stärkeren Nebenwirkungen werden Perchlorate heute nur noch bei Unverträglichkeit mit schwefelhaltigen Thyreostatika verwendet. Perchlorat hat eine lange Halbwertzeit von einigen Wochen.

Pharmaka: Perchlorat, z. B. Irenat®.

Indikationen:

- Hyperthyreose
- OP-Prämedikation zur Thyreoidektomie (umstritten).

Wirkung: Kompetitive Hemmung des aktiven Jodtransports in die Schilddrüse.

Nebenwirkung:

- Agranulozytose
- Exophthalmus (Hervortreten der Augen)
- Nierenschäden
- Struma (verringerte SD-Hormon-Produktion → Vorläufersubstanzen stimulieren SD-Gewebe zur Neubildung → SD-Vergrößerung).

Besonderes:

Während der Therapie darf kein Jod eingenommen werden. Eine Strumabildung wird verhindert durch gleichzeitige Gabe von Schilddrüsenhormonen (Levothyroxin).

Schwefelhaltige Thyreostatika

Schwefelhaltige Thyreostatika **hemmen die Umwandlung** von Jodid in Jod und damit den Einbau von Jod in die Schilddrüsenhormone.

Pharmaka:
- Carbimazol, z. B. Carbimazol Henning®
- Thiamazol, z. B. Favistan®
- Propylthiouracil, z. B. Propycil®
- Methylthiouracil, z. B. Thyreostat®.

Indikationen:
- Hyperthyreose
- Thyreotoxische Krise
- Vorbereitung zur Thyreoidektomie (umstritten).

Wirkung: Hemmung der Umwandlung von Jodid in Jod.

Nebenwirkungen:
- Agranulocytose
- Exophthalmus (Hervortreten der Augen).

Kontraindikationen:
- Schwangerschaft (Gefahr des Kretinismus beim Fötus)
- Stillzeit
- Exophthalmus
- Struma.

Besonderes:
Die Wirkung der Medikamente setzt erst nach einigen Tagen ein, da die noch vorhandenen Hormone erst abgebaut werden müssen.

23.2.2 Schilddrüsenhormone

Die Gabe von Schilddrüsenhormonen greift in den hormonellen Regelkreis ein, indem die Bildung neuer Schilddrüsenhormone über einen **negativen Rückkoppelungsmechanismus** unterdrückt wird. Dadurch wird das Wachstum der Schilddrüse gebremst. Gleichzeitig wird dem Organismus ausreichend Schilddrüsenhormon zur Verfügung gestellt.

Pharmaka:
- Levothyroxin = T_4 (Euthyrox®, Thevier 50/100®, L-Thyroxin®)
- Liothyronin = T_3 (Thybon®).

Indikationen:
- Endemische Struma
- Unterfunktion der Schilddrüse
- Substitution bei Synthesestörungen der Schilddrüse
- Substitution nach totaler Thyreoidektomie
- Rezidivprophylaxe nach Strumektomie
- Vermeidung eines Kropfes bei Therapie mit Thyreostatika.

■ Gabe von Schilddrüsenhormonen nach Schilddrüsenoperationen (Strumektomie) zur Rezidivprophylaxe.

Wirkung: Direkter Ersatz des Hormons.

Nebenwirkungen (bei Überdosierung):
- Herzrhythmusstörungen
- Tachykardie
- Unruhe, Tremor.

Kontraindikationen:
- Koronare Herzerkrankung (KHK), frischer Myokardinfarkt
- Myokarditis.

23.2.3 Jodid

Deutschland ist Jodmangelland. Der Jodmangel kann zu einem übermäßigen Wachstum der Schilddrüse führen, der Jodmangelstruma. Durch die regelmäßige Einnahme von Jodid kann dies verhindert werden.

In hohen Dosen wirkt Jodid über einen kurzen Zeitraum thyreostatisch (OP-Vorbereitung, thyreotoxische Krise).

Pharmaka: Kaliumjodid, z. B. Jodid 100®, Jodetten®.

Indikation: Therapie und Prophylaxe der Jodmangelstruma.

Wirkung: Jodgabe → vermindertes TSH → Verkleinerung der Schilddrüse.

Nebenwirkungen:
- Überempfindlichkeit
- Schnupfen.

Kontraindikationen:
- Hyperthyreose, autonome Adenome
- Tuberkulose (Reaktivierung alter Herde)
- Jodüberempfindlichkeit.

24 Antidiabetika

Antidiabetika sind Medikamente zur Behandlung eines erhöhten Blutzuckerspiegels. Ursache ist ein relativer oder absoluter **Insulinmangel**. Insulin wird in den Inselzellen des Pankreas gebildet und ist für die Blutzuckerregulation verantwortlich. Insulinmangel führt zum Diabetes mellitus. Ohne Therapie führt eine erhöhte Blutzuckerkonzentration zu schweren Organschäden. Unterschieden werden zwei Formen des Diabetes mellitus:

• Typ I-Diabetes (absoluter Insulinmangel)
• Typ II-Diabetes (relativer Insulinmangel).

Beim Typ I-Diabetes liegt ein **absoluter Insulinmangel** vor. Die Inselzellen produzieren kein Insulin, daher ist eine Substitutionstherapie unumgänglich. In den meisten Fällen liegt ein Untergang der Insulin produzierenden Zellen zugrunde:

• Im Kindes- und Jugendalter
• Selten im Erwachsenenalter
• Nach Pankreasentfernung.

Im Gegensatz dazu besteht beim Typ II-Diabetes ein **relativer Insulinmangel.** Diese Form ist wesentlich häufiger und kann durch Diät oder orale Antidiabetika behandelt werden, da das Pankreas eine Restfunktion besitzt. Bei schwerem Verlauf (Erschöpfung der Inselzellen) muss Insulin zugeführt werden. Ursächlich sind:

• Erschöpfen der Insulinproduktion
• Insulinrezeptordefekt oder -mangel.

Der Typ II-Diabetes ist eine typische Zivilisationskrankheit, die durch falsche Ernährungs- und Lebensgewohnheiten begünstigt wird.
Bei lang dauerndem, unbehandeltem oder ungenügend behandelten Krankheitsverlauf kommt es zu schweren Gefäßschäden mit gravierenden Folgen:

• Netzhautschäden (Rethinopathie)
• Nierenschäden (Glomerulumsklerose)
• Arterielle Verschlusskrankheit (Gehirnschlag, Herzinfarkt)
• Polyneuropathie.

■ Beim Diabetes mellitus stehen die Gefäßschäden im Vordergrund.

24.1 Insuline

In allen Fällen des Typ I-Diabetes (bei völligem Funktionsausfall des Pankreas) und beim schwer einstellbaren Typ II-Diabetes erfolgt die Blutzuckereinstellung durch die subkutane Gabe von Insulin. Zur Diabetestherapie wird heute nur noch gentechnisch hergestelltes, menschliches **Humaninsulin** verwandt. Diabetiker, die schon längere Zeit gut mit einem tierischen Insulin wie Schweine- oder Rinderinsulin eingestellt sind, können diese Therapie aber fortführen.

Einteilung:
Man unterscheidet verschiedene Formen der Insuline:

• Kurz wirkende **Altinsuline**: Wirkungsgipfel 1–2 Stunden nach der Injektion, Wirkdauer ca. 4–6 Stunden
• **Verzögerungsinsuline**: Wirkungsgipfel nach 4–12 Stunden nach der Injektion, Wirkdauer bis 24 Stunden
• **Mischinsuline**: Mischungen aus kurz und lang wirksamen Insulinen.

Wirkung:
- Senkung des Blutzuckerspiegels durch Förderung des Glukosetransports in die Muskel- und Fettzellen
- Einschränkung der Glukoseneubildung
- Verminderung der Freisetzung von Glukose aus der Speicherform Glykogen.

Dosierung:

Es gibt verschiedene Ansätze zur Steuerung einer Insulintherapie:
- **Konventionelle Insulintherapie:** festgelegte Injektion an Tagesdosen morgens (⅔) und abends (⅓) vor dem Essen – erfordert genaue Einhaltung der Essenszeiten
- **Intensivierte konventionelle Insulintherapie:** Ein Teil der Tagesdosis wird in Form von Altinsulin als genau berechneter Bolus vor den Mahlzeiten gegeben, der Rest abends als Verzögerungsinsulin – erfordert erhebliche Eigeninitiative
- **Insulinpumpentherapie:** eine subkutan eingebrachte Pumpe infundiert kontinuierlich Altinsulin, vor den Mahlzeiten wird ein Bolus injiziert.

Nebenwirkungen:
- Ständiger Wirkverlust durch Antikörperbildung (Fremdeiweiß)
- Bei Überdosierungen Hypoglykämiezustände.

In der Praxis besonders wichtig ist die Kenntnis über die **Wechselwirkungen** von Insulin und oralen Antidiabetika mit anderen Medikamenten. Die Wirkungen einer Diabetestherapie können entweder verstärkt (weiteres Absinken des Zuckerspiegels) oder abgeschwächt werden (Anstieg des Zuckerspiegels), was bei Nichtbeachtung schwere Stoffwechselentgleisungen zur Folge haben kann.

Wirkungsverstärkung (blutzuckersenkend)	Wirkungsabschwächung (blutzuckersteigernd)
β-Blocker Antibiotika (Tetrazykline) Anabolika Zytostatika	Kortikoide Kontrazeptiva Antidepressiva Schilddrüsenhormone Diuretika

Tab. 12: Einfluss verschiedener Medikamente auf den Blutzucker

24.1.1 Alt- und Normalinsuline

Altinsuline sind kurz wirksame Insuline, die entweder gentechnisch (Humaninsulin) oder teilsynthetisch (vom Schwein, Rind) gewonnen werden. **Humaninsulin** ist das Mittel der Wahl bei einer Neueinstellung und bei Allergien gegen Schweineinsulin. Schweineinsulin unterscheidet sich in seiner Struktur vom menschlichen lediglich durch eine Aminosäure, die gegen die körpereigene Aminosäure ausgetauscht wird. Durch i.v.-Gabe ist bei diesen Insulinen eine schnelle Anflutung und damit eine gute Steuerbarkeit gegeben. Altinsulin ist zwischen 4 und 8 Stunden wirksam.

■ Gute Steuerbarkeit, aber kurze Wirkdauer bei Alt- und Normalinsulin.

Prinzipiell gibt es zwei Wirkstärken:
- 40 IE/ml (Spritze, z.B. H-Tronin® 40)
- 100 IE/ml (Patronen in Insulinpumpen und im Pen, z.B. Insulin Actrapid®, HM Penfill®).

■ Vorsicht bei Schweizer Touristen oder bei Aufenthalten in der Schweiz – dort beträgt die Konzentration des Insulins pro ml für Spritzen und Pens generell 100 IE/ml.

Pharmaka:
- Schweineinsulin
- Rinderinsulin
- Humaninsulin.

Indikationen:
- Erst- und Neueinstellung des Diabetes
- Coma diabetikum
- Perioperativ.

Wirkung: Ersatz des körpereigenen Insulins.

Nebenwirkungen:
- Allergie
- Hypoglykämie.

■ Gabe von Humaninsulinen s.c. und i.v. möglich.

24.1.2 Verzögerungsinsuline (Depotinsuline)

Verzögerungsinsuline sind gekennzeichnet durch eine lang anhaltende, kontinuierliche Wirkstoffabgabe. Dazu werden die Insuline an Eiweiße oder an Protamin-Zink gekoppelt. Durch die Depotwirkung sind weniger Insulininjektionen erforderlich. Unter besonderen Umständen (z.B. üppiges Essen) werden zusätzliche Korrekturen des Zuckerspiegels durch Injektion von Altinsulin notwendig. Die Wirkdauer der Insuline reicht von 10–22 Stunden.

Es gibt auch fixe Kombinationen von kurzwirksamen Insulinen mit Verzögerungsinsulinen (**Mischinsuline**). Dies wird im Namen des Präparates in Form von Zahlenkombinationen angegeben, z.B. Insulin Actraphane® HM 10/90. Hierbei steht die 10 für 10% Normal- und 90 für 90% Verzögerungsinsulin.

■ Lange Wirkdauer, aber schlechtere Steuerbarkeit bei Depotinsulin.

Pharmaka:
- Schweineinsulin
- Rinderinsulin
- Humaninsulin.

Indikationen:
- Stabiler jugendlicher Diabetes
- Insulinpflichtiger Erwachsenendiabetes.

Wirkung: Ersatz des körpereigenen Insulins.

Nebenwirkungen: Wie Altinsulin.

■ Verzögerungsinsuline nur s.c. spritzen.

24.1.3 Lang wirkende Insuline

Diese Pharmaka zeichnen sich durch eine lange Wirkdauer von über 24 Stunden aus. Sie finden wegen ihrer schlechten Steuerbarkeit selten Anwendung.

Pharmaka:
- Rinderinsulin
- Humaninsulin.

Indikation: Stabiler Diabetes mellitus.

Wirkung: Ersatz des körpereigenen Insulins.

Nebenwirkungen: Wie Alt-Insulin.

24.2 Orale Antidiabetika

Orale Antidiabetika stimulieren das Pankreas zur Insulinproduktion. Voraussetzung für die Anwendung von oralen Antidiabetika ist eine ausreichende **Restfunktion** des Pankreas. Hauptindikation ist der **Erwachsenendiabetes** (Typ II-Diabetes), wenn eine alleinige Diättherapie nicht ausreicht.

Einteilung:
- Sulfonylharnstoff-Verbindungen
- Biguanide
- α-Glukosidasehemmer.

Die **Sulfonylharnstoffverbindungen** (Sulfonamide) sind ursprünglich Antibiotika, die eine blutzuckersenkende Wirkung aufweisen. Die Wirkung beruht auf einer erhöhten Sensibilisierung der insulinproduzierenden B-Zellen auf Glukose und andere Stoffe, die Insulin vermehrt freisetzen. Auf Zellebene wird das Membranpotenzial erniedrigt und somit die Insulinabgabe erleichtert.

Biguanide vermindern die Zuckerneubildung in der Leber, fördern den Zuckereinstrom in die Muskulatur und scheinen auch die Resorption aus dem Darm zu vermindern. Wegen der möglichen, schwer behandelbaren Ausbildung einer Laktatazidose (Stoffwechselentgleisung mit Verschiebung des Blut- und Gewebe-pH-Wertes), sind Biguanide nur ausnahmsweise einzusetzen.

Die α-**Glukosidasehemmer** sind im Dünndarmepithel wirksam. Dort wird der Zucker in Glukosemoleküle gespalten, um anschließend resorbiert werden zu können. Für diesen Prozess ist die α-Glukosidase notwendig, die durch Acarbose gehemmt und dadurch Glukose verzögert/vermindert aufgenommen wird.

Pharmaka:
- Sulfonylharnstoffe: Glibenclamid, z.B. Euglucon®, und Tolbutamid, z.B. Rastinon®
- Biguanide: Metformin, z.B. Glucophage®
- α-Glucosidasehemmer: Acarbose, z.B. Glucobay®.

Indikation: Erwachsenendiabetes (Typ II-Diabetes).

Wirkungen:
- Verstärkung der Insulinausschüttung (Glibenclamid, Tolbutamid)
- Verminderte Glukoseresorption in der Dünndarmschleimhaut (Acarbose)
- Verstärkung der Insulinwirkung an den peripheren Geweben.

Nebenwirkungen:
- Hypoglykämien durch Überdosierungen
- Blutbildveränderungen (Sulfonylharnstoffe)
- Gastrointestinale Störungen
- Allergische Reaktion.

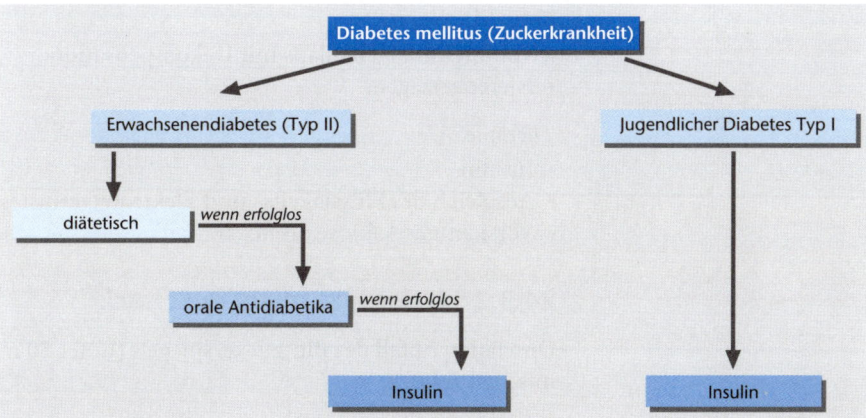

Abb. 42: Diabetestherapie

Kontraindikationen:
- Insulinabhängiger juveniler Typ I Diabetes
- Schwangerschaft
- Diabetisches Koma
- Unfälle, Operationen
- Schwerste diabetische Gefäßschäden

- Allergie gegen Sulfonylharnstoffe (Insulin geben)
- Niereninsuffizienz (Biguanide → Gefahr der Laktatazidose).

■ Therapie des Erwachsenendiabetes bei ausreichender Pankreasrestfunktion mit oralen Antidiabetika.

24.3   Formen der Stoffwechselentgleisung

Ein Diabetes mellitus kann kompliziert werden durch akute Stoffwechselentgleisungen mit sehr hohen oder sehr niedrigen Zuckerspiegeln. Beim geringsten Verdacht auf eine diabetische Stoffwechselentgleisung muss ein Blutzucker-Schnelltest durchgeführt werden, der Klarheit bringt.

24.3.1 Hyperglykämisches Koma (Diabetisches Koma)

Durch den Insulinmangel kommt es zur exzessiven Erhöhung des Blutzuckerspiegels. Beim Diabetes Typ I überwiegt das **ketoazidotische** Koma, das sich innerhalb von Stunden entwickelt und durch eine ausgeprägte Azidose gekennzeichnet ist. Beim Diabetes Typ II kommt es dagegen meistens schleichend über Tage zum **hyperosmolaren** Koma mit hohen Wasser- und Elektrolytverlusten.

Ursachen:
- Infektionen (40% der Fälle)
- Erstmanifestation eines neu entdeckten Diabetes (25%)
- Unterlassene Insulininjektion
- Ungenügende Dosis (Fehler bei Abmessung und Injektion)
- Diätfehler
- Operationen, Unfall, Schwangerschaft, Herzinfarkt.

■ Häufigste Ursache für ein diabetisches Koma ist eine Infektion.

Klinik:
- Appetitlosigkeit, Durst, vermehrte Ausscheidung und Schwäche
- Massive Wasserverluste (Exsikkose) mit Schock (hyperosmolares Koma)
- Abgeschwächte Eigenreflexe
- Hyperglykämie über 400 mg%
- Gesteigerte „Kussmaul-Atmung" zum Ausgleich der Azidose (vermehrte Abatmung von CO_2) beim ketoazidotischen Koma.

Komplikationen:
- Volumenmangelkollaps mit Dekompensation
- Nierenversagen.

Therapie:
- Insulin
- Ausgleich des Flüssigkeits- und Elektrolytverlustes
- Vorsichtiger Azidoseausgleich.

24.3.2 Hypoglykämischer Schock

Durch den Abfall des Blutzuckerspiegels (unter 50 mg/dl) kommt es zum hypoglykämischen Schock.

Ursachen:
- Überdosierung von Insulin oder Sulfonylharnstoffen (z.B. unveränderte Dosis bei verminderter Nahrungszufuhr)
- Starke körperliche Belastung
- Alkohol
- Wechselwirkung mit anderen Medikamenten.

Klinik:
- Plötzliches Eintreten
- Starkes Hungergefühl
- Muskelzittern mit gesteigerten Reflexen.

Therapie:
- Bei bewusstseinsklaren Patienten Würfel- oder Traubenzucker, zuckerhaltige Getränke wie Cola oder Apfelschorle
- Glukose i.v.
- Evtl. Glukagon s.c. oder i.m.

Bei unklarer Bewusstlosigkeit eines Diabetikers ist es wegen der gegensätzlichen Therapie von größter Wichtigkeit, zwischen Koma diabeticum und hypoglykämischem Schock zu unterscheiden. Im Zweifelsfall auf keinen Fall zuerst Insulin geben, sondern mit Glukose i.v. beginnen. Erst wenn dann der Patient nicht aufwacht, darf man ein diabetisches Koma annehmen und kann mit Insulin therapieren.

■ Im Zweifelsfall bei unklarem Koma immer zuerst Glukose geben, nie Insulin.

24.3.3 Sekundäre diabetische Stoffwechsellage

Durch ein Übergewicht an körpereigenen Hormonen, deren Wirkung dem Insulin entgegensteht, kann eine Stoffwechsellage erzeugt werden, die einen Diabetes begünstigt. Folgende Hormone wirken „diabetogen", d.h. den Wirkungen des Insulins entgegen:
- ACTH (Vorläufer des Kortisons)
- STH (Somatotropes Hormon, Vorläufer des Wachstumshormons)
- Glukagon (Förderer der Glukoseneubildung in der Leber)
- Adrenalin (Stresshormon)
- Steroide
- Thyroxin.

25 Hormonelle Antikonzeptiva

Hormonelle Antikonzeptiva bezeichnen hormonhaltige Medikamente zur **Empfängnisverhütung.** Verwendet werden Östrogene, Gestagene oder Kombinationspräparate aus beiden. Das Verständnis der Wirkungsweise der hormonellen Antikonzeptiva setzt eine genaue Kenntnis des physiologischen weiblichen Zyklus voraus.

25.1 Menstruationszyklus

Der Menstruationszyklus ist Ausdruck einer normalen Fortpflanzungsfunktion und findet sich in der gesamten Zeit der Geschlechtsreife, die im Mittel etwa 35 Jahre beträgt (vom 15. bis 50. Lebensjahr).

Die Dauer des Zyklus liegt im Regelfall bei 28 Tagen, wobei Schwankungen zwischen 21−35 Tagen als normal anzusehen sind. Verantwortlich für solche Abweichungen ist die erste Zyklushälfte.

Die zweite Zyklushälfte liegt in engen Grenzen konstant bei 14 Tagen. Zentral stimulierender und übergeordneter Steuerfaktor der Zyklusvorgänge ist die pulsförmige, regelmäßige Abgabe des Gonadotropin-Releasing-Hormons (Gn-RH) aus dem Hypothalamus, das die entsprechende Sekretion von FSH (follikelstimulierendes Hormon) und LH (luteinisierendes Hormon) aus der Hypophyse veranlasst.

1. Tag (Zyklusbeginn)

Beginn der Menstruationsblutung mit einer Dauer von 2−6 Tagen.

5.−14. Tag (Follikel- oder proliferative Phase)

Nach dem Ende der Blutung beginnt unter dem Einfluss des FSH im Eierstock (Ovar) die Reifung des Follikels über verschiedene Stufen bis zum sprungreifen Graaf-Follikel. Zugleich stimulieren die zunehmend gebildeten Östrogene den Aufbau (Proliferation) des Endometriums, das somit für die Aufnahme eines befruchteten Eies vorbereitet wird.

14. Tag (Eisprung, Ovulation)

Um den 14. Tag kommt es durch einen starken LH-Anstieg (ausgelöst durch steigenden Östrogenspiegel) zur Ovulation. Dieser Zeitraum ist der günstigste Zeitpunkt für eine Befruchtung durch eindringende Spermien. Nach der Ovulation entwickelt sich aus dem gesprungenen Follikel das Corpus luteum (Gelbkörper), ein wichtiger vorübergehender Bildungsort des Progesterons.

14.−28. Tag (Sekretorische Phase)

Die sekretorische Phase dauert regelmäßig 14 Tage. Wenn das Ei nicht befruchtet wird und sich nicht in der Uterusschleimhaut einnistet, wird die Schleimhaut zunehmend ischämisch. Am Ende der Phase kommt es zur Abstoßung der Uterusschleimhaut in Form der Monatsblutung. Die hohe Östrogen- und Progesteron-Produktion während dieser Phase verhindert über eine negative Feed-back-Wirkung weitere Ovulationen (Eisprünge).

25.2 Ovulationshemmer

Ovulationshemmer dienen der Verhinderung des Eisprungs durch regelmäßige Zufuhr von Östrogenen oder Gestagenen über den gesamten Zyklus. Sie sind die **sicherste** Methode der Empfängnisverhütung. Hauptwirkprinzip ist eine Unterdrückung des Eisprungs durch ein **negatives Feed-back.**

Wirkungsweise:
- Hemmung der LH- und FSH-Abgabe der Hypophyse (neg. Feed-back)
- Verhinderung des Eisprungs wegen fehlender LH-Stimulation
- Änderung des Scheiden- und Zervixmilieus.

■ Ovulationshemmer verhindern den Eisprung über neg. Feed-back im hormonellen Regelkreis.

Es gibt mehrere Möglichkeiten der Verabreichung und Dosierung.

25.2.1 Einphasenpräparate (Kombinationspräparate)

Einphasenpräparate enthalten eine gleich bleibende Östrogen-Gestagen-Kombination für 21–22 Tage, gefolgt von einem 6–7 Tage langen freien Intervall. 2–3 Tage nach Absetzen des Präparates tritt eine der Menstruation entsprechende Abbruchblutung auf, die durch den Hormonentzug verursacht wird.

Beispiele:
- Desogestrel + Ethinylestradiol (Marvelon®)
- Levonorgestrel + Ethinylestradiol (Neo-Stediril®, Neogynon®)
- Norgestrel + Ethinylestradiol (Stediril®).

25.2.2 Zweiphasenpräparate (Sequenzpräparate)

Zweiphasenpräparate enthalten ein reines Östrogenpräparat in der ersten Phase und ein Östrogen-Gestagen-Kombinationspräparat in der zweiten Phase.

Beispiele:
- Levonorgestrel mit Ethinylestradiol (Sequilar®)
- Lynestrenol mit Ethinylestradiol + Ethinylestradiol (Ovanon®).

25.2.3 Stufenpräparate

Stufenpräparate (Zwei- und Dreistufenpräparate) enthalten steigende Dosen an Östrogenen und Gestagenen und sind somit am ehesten dem physiologischen weiblichen Zyklus angepasst.

Beispiele:
- Levonorgestrel + Ethinylestradiol (Triquilar®, Trinordiol®)
- Norethisteron + Ethinylestradiol (Tri-Novum®).

■ Die Stufenpräparate kommen dem physiologischen Ablauf des weiblichen Zyklus am nächsten.

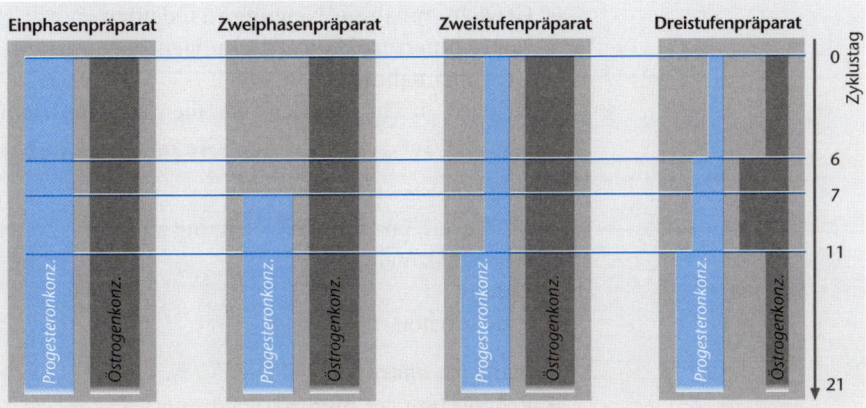

Abb. 43: Östrogen- und Gestagendosierungen bei Ovulationshemmern

25.2.4 Depotpräparate (Drei-Monats-Spritze)

Intramuskuläre Injektion einer hohen Gestagendosis, die sich über drei Monate gleichmäßig freisetzt, z.B. Medroxyprogesteronacetat als Depo-Clinovir®.

25.3 Minipille

Die Minipille enthält nur Gestagen in niedriger Dosierung. Eine Ovulation findet wegen der niedrigen Dosis trotzdem statt, die Wirkung beruht auf anderen Faktoren.

Wirkungsweise:
- Störung des Eitransports in der Tube
- Änderung des Zervixschleims und dadurch Erschwerung des Spermiendurchtrittes
- Erschwerung der Eieinnistung durch Änderung der Uterusschleimhaut.

■ Die Minipille verhindert nicht die Ovulation.

Die Zuverlässigkeit entspricht nicht ganz der der Ovulationshemmer.

Pharmaka:
- Norethisteron
- Levonorgestrel, z.B. Microlut®.

25.4 Postkoitalpille

Hochdosierte Östrogen-Gestagen-Gabe spätestens 48 Stunden nach dem Geschlechtsverkehr. Wegen der möglichen Nebenwirkungen ist das Verfahren nur als Notfall-Lösung gedacht und auf keinen Fall zur regelmäßigen Anwendung geeignet.

Wirkungsweise:
Verhinderung der Einnistung durch Umwandlung des Endometriums.
Die Zuverlässigkeit beträgt bei rechtzeitiger Anwendung 99%.

Pharmaka: Levonorgestrel, z.B. Tetragynon®.

25.5 Nebenwirkungen

Die hormonellen Verhütungsmethoden bieten zwar die höchste Sicherheit, sind aber auch mit den meisten Nebenwirkungen behaftet, die individuell unterschiedlich stark ausgeprägt sein können.

Östrogennebenwirkungen:
- Übelkeit, Erbrechen
- Gewichtszunahme, Neigung zu Ödemen
- Kopfschmerzen, Hautverfärbungen
- Größenzunahme der Brüste
- Neigung zu Thrombosen (vor allem bei gleichzeitigem Nikotingenuss).

■ Wegen der Gefahr einer Thrombose kein Rauchen bei gleichzeitiger Pilleneinnahme.

Gestagennebenwirkungen:
- Müdigkeit, Lustlosigkeit, Neigung zu Depressionen
- Gewichtszunahme
- Akne
- Amenorrhoe.

Erwünschte Effekte:
- Regulierung des Blutungsrhythmus
- Besserung einer Akne (bei Östrogenpräparaten)
- Psychische Entlastung wegen Sicherheit in der Verhütung.

25.6 Kontraindikationen

Entsprechend der zahlreichen Nebenwirkungen der hormonellen Kontrazeptiva gibt es eine Reihe von Kontraindikationen, bei denen die Pille nicht verordnet werden sollte und auf andere Verhütungsmethoden zurückgegriffen werden muss. Bequemlichkeit und Sicherheit der Pille darf nicht dazu verleiten, die Risiken einer längeren Einnahme außer Acht zu lassen.

Kontraindikationen:
- Junges Alter (< 15 Jahre) mit noch instabilem Zyklus
- Thrombosen, Krampfadern oder Embolien in der Vorgeschichte
- Lebererkrankungen
- Migräne
- Bösartige Tumoren
- Sichelzellanämie.

■ Die Pille sollte erst bei eingespieltem Zyklus eingenommen werden.

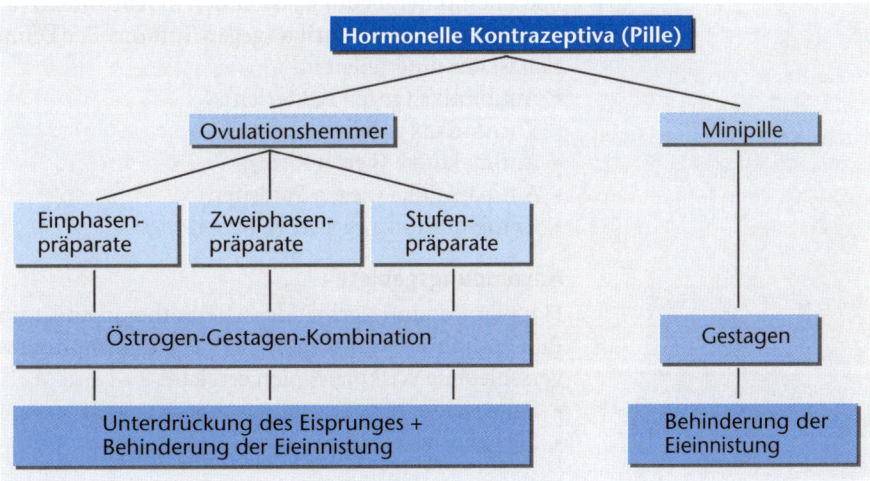

Abb. 44: Hormonelle Kontrazeptiva

26 Chemotherapeutika

Chemotherapeutika sind Medikamente zur Bekämpfung von pathogenen Mikroorganismen, Würmern und Tumorzellen im menschlichen Körper. Chemotherapeutika wirken je nach Substanzgruppe und Wirkspektrum auf:

- Bakterien
- Viren
- Pilze
- Protozoen, z. B. Sporentierchen
- Würmer
- Tumorzellen.

Einteilung

Die Chemotherapeutika lassen sich in **Antiinfektiva** (gegen Mikroorganismen und Würmer) und **Zytostatika** (gegen Tumorzellen) einteilen. Die Antiinfektiva lassen sich weiter unterteilen in:

- Antibiotika (gegen Bakterien)
- Virustatika (gegen Viren)
- Antimykotika (gegen Pilze)
- Antiparasitika (gegen Parasiten)
- Anthelminthika (gegen Würmer).

Anwendungsgebiete

Hauptanwendungsgebiet der Chemotherapeutika sind die bakteriellen wie auch die Pilz- und Protozoen-Infektionen. Die Bekämpfung von Bakterien wird durch zwei verschiedene Wirkprinzipien erreicht:

- Bakterizidie
- Bakteriostase.

Bakterizid bedeutet bakterienabtötend, bakteriostatisch heißt wachstumshemmend. (Fungizid bedeutet Pilz abtötend, zytostatisch bedeutet Hemmung des Tumorzellwachstums).
Eine bakterizide Wirkung kann nur erzielt werden, wenn sich die bekämpften Zellen im Wachstum befinden. Ist die Zelle durch eine bakteriostatische Vorbehandlung im Wachstum gehemmt, kann sie durch bakterizid wirkende Medikamente nicht abgetötet werden. Aus diesem Grund dürfen bakterizid und bakteriostatisch wirkende Pharmaka nicht zusammen angewendet werden.

■ Chemotherapeutika sind Medikamente, die Krankheitserreger (oder Tumorzellen) durch Schädigung ihres Stoffwechsels bekämpfen.

Bakterizide Wirkung haben:

- Penicilline, Cephalosporine
- Aminoglykoside
- Antituberkulotika (Rifampicin)
- Gyrasehemmer.

Bakteriostatische Wirkung haben:

- Tetracycline
- Chloramphenicol, Makrolide
- Sulfonamide und Trimethoprim
- Antituberkulotika (PAS, Ethambutol).

■ Bakterizid = bakterienabtötend, bakteriostatisch = Bakterienwachstums-Hemmung.

Resistenz

Viele Bakterien entwickeln nach einer gewissen Kontaktzeit eine Resistenz gegen die Wirkstoffe des Medikaments, so dass eine weitere Therapie wirkungslos ist. Daher sollte vor der Behandlung möglichst ein Antibiogramm (Prüfung der Reaktion des Keimes auf verschiedene Antibiotika unter Laborbedingungen) angefertigt werden, um eine gezielte Therapie ohne Resistenzentwicklung zu ermöglichen.

26.1 Antibiotika

Antibiotika sind von Mikroorganismen hergestellte Stoffe, die wachstumshemmend oder abtötend auf Bakterien, Protozoen, Viren, Pilze und auch Körperzellen wirken. Hauptanwendungsgebiet der Antibiotika sind die **bakteriellen Infektionskrankheiten.** Sie verhindern über verschiedene Angriffspunkte (Hemmung der Zellwand- und Proteinsynthese) Wachstum und Fortbestand der Keime.

■ Hauptanwendungsgebiet der Antibiotika sind bakterielle Infektionskrankheiten.

26.1.1 Penicilline

Penicillin war das erste wirksame Antibiotikum. Es wurde 1929 von Sir Alexander Fleming in London aus Schimmelpilzen isoliert. Mit dem Penicillin begann die Ära der Antibiotika. Durch geeignete chemische Veränderungen können weitere synthetische oder halb synthetische Penicilline gewonnen werden.

Applikation:
- Oral (per os)
- Parenteral (intravenös).

Das ursprüngliche Penicillin wird bei oraler Gabe durch die Magensäure zerstört und muss daher parenteral injiziert werden. Die heutigen oral wirksamen Penicilline sind säurestabil, erreichen aber nur einen geringen Serum-Wirkspiegel, da die Ausscheidung schnell erfolgt. Zurzeit gibt es eine Vielzahl von Penicillinen, die sowohl parenteral wie auch per os (enteral) gegeben werden.

Wirkung:
Penicilline hemmen die Funktion des Enzyms Transpeptidase. Dadurch wird die Zellwandsynthese der Bakterien gestört. Die Zellwand verformt sich und löst sich schließlich auf.

■ Penicilline hemmen die Zellwandsynthese der Bakterien.

Nebenwirkungen:
Penicilline sind nebenwirkungsarm. Häufigste Nebenwirkungen sind:
- Allergien (Hautjucken, Quaddelbildung, selten anaphylaktischer Schock).
- Magen-Darm-Beschwerden (Erbrechen, Übelkeit, Durchfall).

■ Penicilline sind nebenwirkungsarm, größte Gefahr ist die Penicillinallergie.

Kontraindikation: Bekannte Allergie.

β-Laktamasen

Einige Bakterien bilden Enzyme (β-**Laktamasen**), die Antibiotika durch Veränderung des Laktam-Ringes inaktivieren. Der Laktam-Ring ist Teil der chemischen Struktur der Penicilline und Cephalosporine. Die Entwicklung **penicillinasefester** Antibiotika macht bestimmte Penicilline gegen β-Laktamasen unempfindlich.

■ β-Laktamasen können Antibiotika in ihrer Wirkung inaktivieren.

Penicilline ohne Penicillinase-Festigkeit

Diese Medikamente sollten nur bei empfindlichen Keimen gegeben werden, um Resistenzen vorzubeugen.

Pharmaka (parenteral): Penicillin G, z. B. Penicillin Grünenthal Mega®.

Pharmaka (oral):
- Penicillin V, z.B. Arcasin®, Isocillin®, Megacillin®
- Propicillin, z.B. Baycillin®
- Azidocillin, z.B. Syncillin®.

Indikationen:
- Gram-positive Kokken (Streptokken, Pneumokokken)
- Gram-negative Kokken (Meningokokken, Gonokokken).

■ Vor Penicillin-Gabe nach früheren allergischen Reaktionen fragen.

Penicilline mit Penicillinase-Festigkeit

Bei diesen Medikamenten ist die Struktur des Penicillins vor der Inaktivierung durch die β-Laktamase-Enzyme geschützt. Dies geschieht allerdings auf Kosten einer deutlich geringeren Wirksamkeit (um den Faktor 10 bis 100). Hauptindikation sind die Infektionen mit Penicillinase-bildenden Staphylokokken.

Pharmaka:
- Flucloxacillin, z.B. Staphylex®
- Oxacillin, z.B. Stapenor®.

Indikation:
Gram-positive Kokken (Staphylokokken, z.B. Endoprothesen-Chirurgie).

■ Bei Staphylokokkeninfekt: Therapie möglichst mit Penicillinase-festen Penicillinen.

Breitspektrum-Penicilline

Gruppe von Penicillinen mit breitem Wirkspektrum sowohl bei gram-positiven als auch gram-negativen Keimen.

Pharmaka:
- Ampicillin, z.B. Binotal®
- Amoxicillin, z.B. Amoxypen®
- Amoxicillin plus Clavulansäure, z.B. Augmentan®
- Mezlocillin, z.B. Baypen®
- Azlocillin, z.B. Securopen®.

Indikationen:
- Haemophilus influenzae, Salmonella typhi, Shigellen
- Escherichia coli, Enterobacter, Proteus, Pseudomonas (Azlocillin)
- Heliobacter-pylori-Sanierung bei Ulcus ventriculi (Amoxicillin + Omeprazol).

26.1.2 Cephalosporine

Cephalosporine sind nahe Verwandte des Penicillins. Sie leiten sich ebenfalls von den Schimmelpilzen ab.

Wirkung:
Cephalosporine hemmen den Aufbau der Bakterienwand (bakterizide Wirkung). Die chemische Struktur ähnelt der der Penicilline, ebenso gibt es Resistenzen, die wie bei den Penicillinen entstehen (s.o.).

Pharmaka (oral):
- Cefalexin, z.B. Oracef®
- Cefaclor, z.B. Panoral®.

Pharmaka (parenteral) ohne β-Laktamase-Stabilität: Cefazolin, z.B. Elzogram®.

Pharmaka (parenteral), mit erhöhter β-Laktamase-Stabilität:
- Cefotaxim, z.B. Claforan®
- Cefotiam, z.B. Spizef®
- Cefuroxim, z.B. Elobact®, Zinacef®

- Cefoxitin, z.B. Mefoxitin®
- Ceftazidim, z.B. Fortum®
- Cefamandol, z.B. Mandokef®
- Ceftriaxon, z.B. Rocephin®.

Indikationen:
- Single-shot-Prophylaxe (s.u.) perioperativ (Cefazolin)
- Escherichia coli (Cefotaxim, Cefoxitin)
- Haemophilus influenzae, Proteus (Cefuroxim)
- Neisseria gonorrhoeae, Staph. aureus (Cefotiam)
- Pseudomonas aeruginosa (Ceftazidim).

Nebenwirkungen:
- Kreuzallergie bei Penicillinüberempfindlichkeit
- Blutgerinnungsstörungen (Cefmenoxim, Cefamandol)
- Gastro-intestinale Störungen.

■ **Bei bekannter Penicillin-Allergie ist die Möglichkeit der Kreuzallergie mit Cephalosporinen (5–10%) zu beachten.**

Kontraindikationen:
- Allergie
- Nierenfunktionsstörungen.

Besonderes:
Bei der perioperativen **Single-Shot-Prophylaxe** wird direkt vor einem Eingriff an einem großen Gelenk oder an der Wirbelsäule eine Einmaldosis Antibiotikum verabreicht. Das postoperative Infektionsrisiko wird damit deutlich verringert. Gegeben wird z.B. Cefazolin.

26.1.3 Sulfonamide

Sulfonamide zählen streng genommen nicht zu den Antibiotika, da sie nicht von Mikroorganismen, sondern voll synthetisch hergestellt werden.

Wirkung:
Sie stören über eine kompetitive Hemmung die Synthese der Folsäure, die von Bakterien zur Eiweißsynthese benötigt wird. Trimethoprim hemmt in einem zeitlich späteren Schritt ebenfalls die Eiweißsynthese, so dass eine Kombination von Sulfonamiden mit Trimethoprim sich in ihrer Wirkung verstärkt.
Die Hemmung der Folsäuresynthese durch Sulfonamide ist für den menschlichen Körper unschädlich, da er die fertig synthetisierte Folsäure mit der Nahrung aufnimmt.

■ **Sulfonamide werden synthetisch hergestellt.**

Sulfonamide ohne Trimethoprim
Die Sulfonamide ohne Trimethoprim werden heute nur noch bei urologischen und schweren bronchialen Infektionen gegeben. Da sie nur sehr schwer aus dem Darmlumen resorbiert werden, entwickeln sie einen Großteil der Wirkung im Darm und sind bei entzündlichen Darmerkrankungen indiziert (Azulfidine® bei Colitis ulcerosa). Die Sulfonamide sind durch rasche Resistenzentwicklung in ihrer Wirksamkeit allerdings eingeschränkt.

Pharmaka: Sulfasalazin, z.B. Azulfidine®.

Indikationen:
- Colitis ulcerosa
- Morbus Crohn
- Strahlenkolitis.

Wirkung: Hemmung der Folsäuresynthese (bakteriostatisch).

Nebenwirkungen:
- Photosensibilität
- Gastro-intestinale Unverträglichkeit
- Selten schwere allergische Reaktionen (Anämien, Hautablösungen).

Kontraindikationen:
- Überempfindlichkeit
- Leuko- und Thrombopenie
- Leberschäden
- Nierenschäden
- Neugeborene
- Schwangerschaft und Stillzeit.

■ Sulfonamide wirken bakteriostatisch über die Hemmung der Folsäuresynthese.

Sulfonamide mit Trimethoprim

Wegen der gegenseitigen **Wirkungsverstärkung** werden Sulfonamide häufig mit Trimethoprim kombiniert. Das Anwendungsgebiet erstreckt sich auch auf Mischinfektionen (gram-positive und gram-negative Keime) des Bronchial-, Harn- und Magen-Darm-Trakts. Der menschliche Körper spricht zwar später auf Trimethoprim an als die Bakterien, es kann jedoch bei Langzeitbehandlungen zu Schäden im Blutbild kommen (Verminderung der Leukozyten und Thrombozyten).

Pharmaka:
Sulfamethoxazol + Trimethoprim (Bactrim®, Co-Trimoxazol®, Eusaprim®).

Indikationen:
- Harn- und Atemwegsinfekte
- Enteritiden.

■ Bei Harnwegsinfekten sind Kombinationspräparate aus Sulfonamiden und Trimethoprim Mittel der Wahl.

Wirkung: Bakteriostatisch durch Hemmung der Tetrahydrofolsäure.

Nebenwirkungen:
- Blutbildveränderungen
- Übelkeit.

Kontraindikationen:
- Schwangerschaft
- Allergie
- Blutbildveränderungen.

Besonderes:
Sulfonamide bei Neugeborenen bergen die Gefahr eines sog. **Kernikterus.** Bei dieser schwerwiegenden Komplikation lagert sich Bilirubin, das durch die Sulfonamide aus seiner Plasma-Eiweiß-Bindung verdrängt wurde, in den Hirn-Kerngebieten ab. Dort kommt es zu irreversiblen Schäden an den Nervenzellen mit entsprechenden Folgen wie z.B. Minderbegabung, Schwachsinn.

Silberverbindungen

Bei Verbrennungen kommt das Silbersalz des Sulfonamids Sulfadiazin (z.B. Flammazine®) zur Anwendung.

26.1.4 Aminoglykoside

Aminoglykoside sind bakterizid wirksame **Breitspektrumantibiotika.** Ihre gute Wirksamkeit besonders im gram-negativen Bereich (Gentamicin) wird durch die zum Teil schweren Nebenwirkungen eingeschränkt.

Wirkung:

Aminoglykoside beeinträchtigen die Proteinsynthese der Bakterien durch Anlagerung an die Ribosomen, was zur Synthese falscher Proteine führt. Durch Einbau der falschen Proteine in der Zellmembran kommt es zu Lecks und zur Zerstörung der Keime.

Pharmaka:
- Gentamicin, z.B. Refobacin®
- Tobramycin, z.B. Gernebcin®
- Neomycinsulfat, z.B. Neomycin®, Bykomycin®
- Streptomycin, z.B. Streptomycin Grünenthal®
- Framycetin, z.B. Leukase-Kegel®, Sofra-Tüll®-Gittertüll.

Indikationen:
- Infizierte Hohlräume (Framycetin für Fisteln, Osteomyelitis)
- Infizierte Wunden (Neomycin)
- Gram-neg. Keime (Gentamycin)
- Tuberkulose (Streptomycin)
- Knochenchirurgie (z.B. Gentamycin-Kette)
- Keimreduktion des Magen-Darm-Trakts, Zusatzbehandlung des Leberkomas (Neomycin).

Wirkungen:
- Synthese falscher Proteine
- Zellwandschäden (bakterizid).

Nebenwirkungen:
- Hörschäden
- Nierenschäden
- Muskelschmerzen
- Allergische Reaktionen.

■ **Aminoglykoside wirken schädigend auf Gleichgewichts-, Hörorgan und Niere.**

Kontraindikation:
- Vorgeschädigtes Hörorgan
- Niereninsuffizienz
- Schwangerschaft.

Besonderes:

Die Anwendung von Neomycin beim Leberkoma beruht auf der Senkung der Ammoniakbildung im Darm. Aufgrund der schlechten Resorption von Neomycin aus dem Magen-Darm-Trakt ist dieses Medikament zur Keimzahl-Reduktion indiziert. Eine regelmäßige Kontrolle der Nieren- und Hörfunktion ist unabdingbar.

■ **Aminoglykosid-Antibiotika sind bei gram-negativen Problemkeimen indiziert.**

26.1.5 Tetracycline

Tetracycline sind bakteriostatisch wirksame Breitbandantibiotika.

Wirkungen:

Die Tetracycline verhindern die Anlagerung der Transport-Ribo-Nuklein-Säure (t-RNS) an die Ribosomen. Die Proteinsynthese wird gestoppt. Nebenwirkungen sind gering, denn die Ribosomen der Menschen sind weniger anfällig für die Wirkung der Tetracycline als die der Bakterien. Einige Bakterienstämme sind weitgehend resistent gegen Breitspektrum-Antibiotika geworden (Proteus, Pseudomonas, Klebsiellen, Serratia).

Pharmaka:
- Doxycyclin, z. B. Doxy-Wolff®
- Tetracyclin, z. B. Supramycin®
- Minocyclin, z. B. Klinomycin®.

Indikation:
- Mykoplasmen
- Chlamydien
- Borrelien
- Gram-neg. Keime (Brucellen, Yersinien, Vibrionen)
- Gram-pos. Keime (Corynebakterien, Pneumokokken).

Wirkung: Bakteriostatisch durch Proteinsynthesestop.

Nebenwirkungen:
- Gelbfärbung der Zähne in der Wachstumsphase
- Photodermatosen (bei Sonnenbädern)
- Störungen des Verdauungstrakts
- Schleimhautveränderungen (Reizungen)
- Verminderte Wachstumsgeschwindigkeit der Knochen (reversibel).

■ **Keine längere Sonneneinstrahlung bei Tetracyclintherapie wegen der ausgeprägten Gefahr der Hautsensibilisierung (Photodermatose).**

Kontraindikationen:
- Nieren- und Leberfunktionsstörungen
- Schwangerschaft und Stillzeit
- Kinder unter 8 Jahren.

Besonderes:
Tetracycline sollten nicht zusammen mit Milchprodukten eingenommen werden, da sonst die Resorption gestört ist.

26.1.6 Makrolide und Lincosamine

Makrolid-Antibiotika
Zu den Makrolid-Antibiotika gehören Erythromycin, Josamycin, Roxythromycin, Clarythromycin, Azithromycin und andere. Makrolid-Antibiotika sind indiziert bei Penicillinallergie sowie bei Keimresistenz gegen Tetracycline und Penicilline. Sie sind gut verträglich, es entwickeln sich jedoch schnell Resistenzen. Makrolide lagern sich an einer Untereinheit der Ribosomen an und hemmen über die Beeinflussung eines Enzyms die Proteinsynthese. In therapeutischen Dosen erreichen sie nur eine bakteriostatische Wirkung.

Lincosamine
Es besteht eine ähnliche Wirkungsweise wie beim Erythromycin. Vom Ausgangsprodukt Lincomycin ist das teilweise synthetische Clindamycin abgeleitet. Dies zeichnet sich durch eine hervorragende Knochengängigkeit und eine deutlich höhere Wirksamkeit, verglichen mit der Ursubstanz, aus.

■ **Clindamycin besitzt eine hervorragende Knochengängigkeit.**

Pharmaka (Auswahl):
- Erythromycin, z. B. Paediathrocin®
- Clarythromycin, z. B. Klazid®
- Lincomycin, z. B. Albiotic®
- Clindamycin, z. B. Sobelin®.

Indikationen:
- Legionellen (Erreger der Legionärskrankheit)
- Gram.-pos. Keime (Mykoplasmen, Chlamydien, Staphylokokken, Pneumokokken, Bordetella pertussis)
- Infektionen der langen Röhrenknochen (Osteomyelitis durch Staphylokokken).

Wirkung: Hemmung der Proteinsynthese.

Nebenwirkungen:
- Störungen im Magen-Darm-Trakt
- Hautreaktionen
- Blutbildveränderungen.

Kontraindikationen:
- Stillzeit
- Allergien
- Neugeborene
- Schwere Leberschäden.

■ **Erythromycin ist das klassische Ausweichmittel bei Penicillin-Allergie.**

26.1.7 Andere Antibiotika

Hierunter fallen hochwirksame Antibiotika, die verschiedenen chemischen Gruppen angehören.

Monobactam

Diese Substanz wirkt nur gegen gramnegative Keime und ist stabil gegen β-Laktamasen. Gram-positive Keime werden nicht beeinflusst, so dass die Anwendbarkeit auf wenige Keime beschränkt ist.

Pharmaka: Aztreonam, z.B. Azactam®.

Indikation: Entzündungen durch gramnegative Keime (Meningitis, Pneumonien, ableitende Harnwege).

Wirkung: Bakterizid.

Nebenwirkungen: Wie Kabapeneme (s.u.).

Kontraindikationen:
- Penicillinallergie
- Schwangerschaft.

Applikation: Parenteral.

Carbapeneme

Von der chemischen Struktur her ähneln die Carbapeneme den Penicillinen. Im Gegensatz zum Monobactam wirken diese Medikamente gegen grampositive wie gramnegative Bakterien.

Pharmaka: Imipenem, z.B. Zienam®.

Indikation: Schwere bakterielle Infektionen.

Wirkung: Bakterizid (penicillinase-fest).

Nebenwirkungen:
- Blutbildveränderungen
- Allergische Reaktionen
- Durchfall

- Nierenfunktionsveränderungen
- Krampfanfälle
- Blutdruckabfall.

Kontraindikationen:
- Hämodialyse-Patienten (relative KI)
- Schwangerschaft.

Besonderes:
Bei anhaltenden Durchfällen nach Imipenem, Aztreonam und auch bei anderen Substanzen wie Clindamycin an eine pseudomembranöse Kolitis denken, die zum sofortigen Absetzen der Medikamente zwingt.
Die **pseudomembranöse Kolitis** ist eine gewebsauflösende (nekrotisierende) Entzündung des Darms, hervorgerufen durch toxinbildende Stämme des Bakteriums Clostridium difficile, einem im Darm physiologischerweise vorkommenden Keim. Es kann bis zur Darmperforation kommen. Zuvor werden anhaltende Durchfälle mit Verschiebungen des Elektrolythaushaltes beschrieben. Therapeutisch kommt sofortiges Absetzen des Medikamentes und in schweren Fällen die Gabe von Vancomycin in Betracht.

◼ Vancomycin ist das einzig bekannte Antibiotikum, das keine pseudomembranöse Kolitis auslöst.

26.1.8 Gyrasehemmer

Die Gyrasehemmer wirken bakterizid. Sie verhindern im Bakterium die gezielten „Packungsvorgänge" der DNS im Zellkern. Erst neuere Substanzen (Ofloxacin, Ciprofloxacin) haben eine systemische Wirkung. Die älteren (Nalidixinsäure, Norfloxacin) waren fast ausschließlich bei Harnwegsinfekten indiziert, da die Substanz hier in ausreichend hoher Dosierung zur Verfügung steht.

Pharmaka:
- Pipemidsäure, z.B. Deblaston®
- Norfloxacin, z.B. Barazan®
- Ofloxacin, z.B. Tarivid®
- Ciprofloxacin, z.B. Ciprobay®

Indikationen:
- Akute Harnwegsinfekte mit gram-neg. Keimen
- Systemische Infekte mit gram-neg. Keimen (nur Ofloxacin, Ciprofloxacin, Enoxacin).

Wirkung: Bakterizid durch Zerstörung der Vorgänge beim „Packen" der DNA-Fäden im Zellkern.

Nebenwirkungen:
- Magen-Darm-Störungen
- Krampfanfälle, Unruhe, Verwirrtheit, Schwindel
- Nierenschädigung.

Kontraindikationen:
- Schwangerschaft und Stillzeit
- Schwere Nieren- und Leberschäden
- Kinder und Jugendliche in der Wachstumsphase.

Besonderes:
In der Wachstumszeit sind Knorpelschäden der Wachstumsfugen im Tierversuch beschrieben.

26.1.9 Chloramphenicole

Chloramphenicol ist ein Breitband-Antibiotikum und vor allem bei Typhus und Paratyphus indiziert. Es wirkt bakteriostatisch, da es sich – wie die Tetracycline – an die Ribosomen anlagert, dort die Verknüpfung der Aminosäuren und damit die Proteinsynthese stört. Aufgrund der seltenen, aber ernsten Nebenwirkungen ist Chloramphenicol kein Mittel der ersten Wahl.

Pharmaka: Chloramphenicol, z.B. Paraxin®.

Indikationen:
- Typhus, Paratyphus
- Eitrige Meningitis (Haemophilus influenza).

Wirkung: Hemmung der Proteinsynthese.

Nebenwirkungen:
- Allergische Agranulozytose
- Blutbildveränderungen
- Leukämie (selten)
- Grey-Syndrom (schwerstes Krankheitsbild bei Neugeborenen mit Atemnot, Blähbauch, fahlgrauer Hautfarbe).

■ **Beim Neugeborenen mit unreifer Leber Gefahr des Grey-Syndroms bei Gabe von Chloramphenicol.**

Kontraindikationen:
- Bluterkrankungen
- Allergie
- Kombination mit anderen knochenmarkstoxischen Medikamenten
- Lebererkrankungen.

Besonderes:
Chloramphenicol sollte als Reservemittel dienen. Da es gut liquorgängig ist, kann es bei eitrigen Meningitiden gegeben werden. Bei der Typhustherapie kann eine sog. Herxheimer-Reaktion entstehen. Durch Zerfall der Typhusbakterien werden hierbei massenweise Endotoxine freigesetzt, die zum Kreislaufschock führen.

■ **Chloramphenicol ist kein Mittel der ersten Wahl.**

26.2 Antituberkulotika

Ende des 18. Jahrhunderts entdeckte Robert Koch den Erreger der Tuberkulose, das Mycobakterium tuberculosis. Dieses unbewegliche, säurefeste (durch eine Art „Wachspanzer") Stäbchen wird via Tröpfcheninfektion von Mensch zu Mensch übertragen. Die Tuberkulose breitet sich weltweit wieder aus. Zu den Risikogruppen zählen HIV-Infizierte, ältere Menschen, Ausländer, Alkoholiker, Drogenabhängige, Patienten mit Kortisonmedikation, Diabetes mellitus und Silikose. Zur Behandlung der Tuberkulose sind tuberkulostatisch und tuberkulozid wirkende Medikamente entwickelt worden.

Tuberkulozid wirksam:
- Rifampicin
- Pyrazinamid
- Streptomycin
- Isoniazid.

Tuberkulostatisch wirksam: Ethambutol.

Basistherapeutika (Mittel der ersten Wahl):
- Isoniazid, z.B. Tebesium®, Isozid®
- Ethambutol, z.B. Myambutol®, EMB-Fatol®

- Rifampicin, z. B. Rifa®, Eremfat®
- Pyrazinamid, z. B. Pyrafat®
- Streptomycin, z. B. Strepto-Fatol®.

Die Behandlung der Tuberkulose besteht wegen der schnellen Resistenzentwicklung aus einer **Kombinationstherapie** von 3–4 Medikamenten (z. B. Isoniazid + Rifampicin + Ethambutol, 1x/Tag oder Isoniazid + Rifampicin + Pyrazinamid + Steptomycin). Nach ca. 3 Monaten schließt sich eine 4-monatige Stabilisierungsphase mit einer 2-er Kombination an (z. B. Isoniazid + Rifampicin, 2–3x/Woche).

■ **Die klassische Therapie der Tuberkulose besteht aus einer Dreierkombination der Medikamente Isoniazid, Rifampicin und Ethambutol.**

Indikation: Pulmonale und extrapulmonale (z. B. Knochen-) Tbc.

Wirkung: Tuberkulozid/-statisch über verschiedene Mechanismen.

Nebenwirkungen:
- Schwindel, Kopfschmerz (Isoniazid)
- Psychische Störungen
- Polyneuritiden (Isoniazid → Pyridoxin geben)
- Leberfunktionsstörungen (Pyrazinamid, Isoniazid, Rifampicin)
- Nierenfunktionsstörungen (Streptomycin)
- Allergien (Streptomycin)
- Erhöhung der Krampfbereitschaft bei Epileptikern
- Schädigung des Hör-/Gleichgewichtssinns (Streptomycin)
- Leuko- und Thrombozytopenie (Rifampicin)
- Sehschwäche, Rot-Grün-Sehstörung (Ethambutol).

■ **Regelmäßige Augen- und HNO- sowie Leber- und Nierenfunktion-Kontrolle unter Tuberkulosetherapie.**

Kontraindikationen:
- Neuritiden (Isoniazid)
- Epilepsie (Isoniazid)
- Lebererkrankungen (Isoniazid, Pyrazinamid, Rifampicin)
- Stillzeit und Schwangerschaft (Rifampicin, Streptomycin)
- Allergie
- Niereninsuffizienz (Isoniazid, Streptomycin)
- Vorschädigung des Nervus opticus (Ethambutol)
- Bestehende Schäden am Hörorgan (Streptomycin).

Besonderes:
Rifampicin färbt Serum und Urin gelb-orange. In weichen Kontaktlinsen bleibt die Färbung dauerhaft erhalten. Die Wirksamkeit oraler Kontrazeptiva wird verringert. Während der Therapie mit Streptomycin muss einmal monatlich eine Höruntersuchung, bei der Therapie mit Ethambutol eine Augenuntersuchung durchgeführt werden. Die Schädigung des Hör- und Gleichgewichtsnerven durch Streptomycin ist dosisabhängig. Bleibt die Tagesdosis unter 1g, bleiben Schädigungen weitestgehend aus.

■ **Regelmäßige Blutbild- und Leberfunktions-Kontrollen.**

26.3 Virustatika

Virustatika sind Medikamente zur Behandlung von Virusinfektionen. Bisher können diese Medikamente eine Virusinfektion nicht zum Ausheilen bringen oder das Wiederauftreten der Infektion zu verhindern.
Viren dringen in die Körperzellen ein und benutzen zu ihrer Vermehrung den Stoffwechsel der Zellen. Es ist äußerst schwierig, das Virenwachstum gezielt zu hemmen, ohne die Zelle zu schädigen. Die heute verfügbaren antiviralen Medikamente benutzen verschiedene Mechanismen, um die Viren an ihrer Ausbreitung zu hindern. Einige der wichtigsten sind im Folgenden angeführt.

26.3.1 Reverse Transkriptase-Hemmer

Pharmaka:
- Zidovudin, z.B. Retrovir®
- Didanosin, z.B. Videx®.

Indikation: Symptomatische HIV-Infektion (AIDS).

Wirkmechanismus:
Zidovudin bzw. Didanosin ähneln den Nucleinsäurebausteinen des Erbguts. Sie hemmen die **reverse Transkriptase**, die den genetischen RNA-Code des Virus in die „DNA-Sprache" übersetzt. Dies führt unter anderem zu Abbrüchen der DNA-Kette. Das Virus kann keine Proteine mehr bilden und ist nicht mehr lebensfähig.

Mögliche Nebenwirkungen:
- Anämie, Granulozytopenie
- Muskelschmerzen, Muskelschwäche
- Kopfschmerzen
- Übelkeit
- Schlafstörungen
- Krampfanfälle.

26.3.2 Nukleosidanaloga

Pharmaka:
- Aciclovir, z.B. Zovirax®
- Vidarabin, z.B. Vidarabin Thilo Salbe®.

Indikation: Herpes-simplex-Infektion (v.a. bei immungeschwächten Patienten, Herpes-Enzephalitis).

Wirkmechanismus:
Aciclovir und Vidarabin führen als „falsche" Nukleinsäuren, die in die DNA-Ketten des Virus eingebaut werden, zu einem DNA-Kettenabbruch.

Mögliche Nebenwirkungen:
- Reizerscheinungen, Brennen (bei lokaler Anwendung)
- Übelkeit, Erbrechen, Kopfschmerzen (selten bei oraler Gabe)
- Phlebitis, Hautausschlag, Blutdruckabfall, Enzephalopathie u.a. (bei intravenöser Gabe).

26.3.3 Hemmung der viralen DNA-Polymerase

Pharmaka: Ganciclovir, z.B. Cymeven®.

Indikation: Zytomegalievirus-Infektion, z.B. Retinitis, Pneumonie bei AIDS-Patienten.

Wirkmechanismus:
Auch Ganciclovir ist eine „falsche" Nukleinsäure. Sie konkurriert mit den echten Nukleinsäuren um den Einbau in die DNA und hemmt die virale DNA-Polymerase.

Mögliche Nebenwirkungen:
- Knochenmarkdepression
- Kopfschmerz
- Übelkeit, Erbrechen
- Verhaltensänderungen.

■ Wegen der schweren Nebenwirkungen bleibt Ganciclovir kritischen Fällen vorbehalten.

26.4 Zytostatika

Zytostatika sind Medikamente zur Behandlung bösartiger (maligner) Tumoren. Die einzelnen Tumoren sprechen unterschiedlich auf verschiedene Zytostatika an. Häufig wird eine Therapie mit Zytostatika begleitend (adjuvant) zur gleichzeitigen operativen Entfernung oder Bestrahlung des Tumors durchgeführt.

Kriterien bösartigen Wachstums

Bösartige Tumoren unterscheiden sich durch drei Merkmale vom normalen Zellgewebe:
- Infiltrierendes (einwachsendes) Wachstum
- Destruierendes (zerstörendes) Wachstum
- Tochterzellen-bildendes (metastasierendes) Wachstum.

Aus vielen Untersuchungen und aus Erfahrung ist heute bekannt, welche Tumoren auf welche Zytostatika ansprechen. Vor allem bösartige Erkrankungen des Kindes- und Jugendalters (Leukämien, Lymphdrüsenkrebs) sind heute gut behandelbar. Bei vielen Tumoren des Erwachsenenalters (Bronchialkarzinom, Darmtumoren) kann eine Zytostatikatherapie oft nur unterstützend und lebensverlängernd wirken.

Behandlungsziele

Ziel der Zytostatikatherapie ist die vollständige Zerstörung der Tumorzellen. Je nach Anfälligkeit (Sensibilität) und Größe des Tumors ist aber oft nur eine Wachstumshemmung zu erreichen.

Wirkprinzip der Zytostatika

Zytostatika hemmen das Wachstum Wachstumshemmung der Tumorzellen, die eine hohe Teilungs- und Wachstumsrate haben. Sie schädigen aber auch das Wachstum gesunder Körperzellen. Diese Schädigung ist um so größer, je schneller sie sich physiologischerweise teilen und erneuern. Besonders anfällig sind:
- Magen-Darm-Epithel
- Knochenmark
- Keimdrüsen
- Haarwurzeln.

■ Zytostatika schädigen immer auch gesundes Körpergewebe. Besonders betroffen sind die sich schnell teilenden Gewebe.

Die Schädigung dieser Zellen kann abhängig von Dosis und Substanzgruppe einer zytostatischen Therapie zu erheblichen Nebenwirkungen führen:
- Knochenmarksschäden
- Durchfall
- Infertilität (Zeugungsunfähigkeit)
- Amenorrhoe (Ausfall der Regelblutung)
- Haarausfall.

Gesunde Gewebe erholen sich in der Regel wieder von diesen Nebenwirkungen.

Einteilung der Zytostatika

Zytostatika werden je nach Wirkungsweise in verschiedene Stoffgruppen eingeteilt:
- Alkylierende Substanzen
- Antimetabolite (auch Folsäure-Antagonisten)
- Alkaloide
- Antibiotika
- Hormone
- Mitose-Hemmstoffe.

26.4.1 Alkylierende Substanzen

Die größte Gruppe der Zytostatika sind die alkylierenden Substanzen (Alkylanzien). Sie bewirken durch chemische Veränderung (Alkylierung) der DNA und RNA (Träger der Erbinformation) eine Hemmung der Zellteilung.

Pharmaka:
- Melphalan, z.B. Alkeran®
- Cyclophosphamid, z.B. Cyclostin®, Endoxan®
- Ifosfamid, z.B. Holoxan®
- Chlorambucil, z.B. Leukeran®
- Busulfan, z.B. Myleran®
- Cisplatin, z.B. Platinex®
- Carmustin, z.B. Carmubris®.

Indikationen:
- Myeloische Leukämien (Busulfan)
- Lymphatische Leukämien (Chlorambucil)
- Plattenepithelkarzinome (Cisplatin, z.B. bei Bronchialkarzinomen)
- Hodgkin, Non-Hodgkin-Lymphome, Leukämien (Cyclophosphamid)
- Weichteiltumoren (Ifosfamid)
- Hirntumoren (Carmustin).

Wirkung: Alkylierung der DNS mit Unterbrechung der Zellteilung.

Nebenwirkungen:
- Immunsuppression (erhöhte Infektanfälligkeit)
- Störungen des blutbildenden Systems
- Störungen im Gastro-Intestinal-Trakt, Cholestase (Gallestauung)
- Nierenschäden
- Haarausfall
- Lungenfibrose (besonders Busulfan)
- Blasenschäden (Cyclophosphamid).

Die Nebenwirkungen sind nach Absetzen der Medikamente meist reversibel.

Kontraindikationen:
- Schwangerschaft und Stillzeit
- Knochenmarksveränderungen.

26.4.2 Antimetabolite

Antimetabolite verdrängen aufgrund ihrer ähnlichen Struktur die natürlichen Stoffe aus dem Zellstoffwechsel und unterbrechen somit die Zellteilung. Die wichtigsten Antimetaboliten sind die Folsäure-, Purin- und Pyrimidin-Antagonisten. Alle genannten Stoffe stören die Synthese von Nukleinsäurebasen, die unerlässlich zum Aufbau der DNA sind.

Folsäure-Antagonisten
Bekanntestes Medikament aus dieser Gruppe ist das Methotrexat.

Pharmaka: Methotrexat, z.B. Methotrexat®.

Indikationen:
- Akute Leukämien
- Karzinome der Zervix und des Ovars, Chorionepitheliom (Blasenmole)
- Tumoren des Kopf- und Halsbereiches
- Chronische Polyarthritis (in niedriger Dosierung).

Purin- und Pyrimidin-Antagonisten

Purin und Pyrimidin sind Ausgangsstoffe für die Synthese der DNA. Eine Veränderung in den Basenpaaren behindert deren Synthese.

Pharmaka:
- Azathioprin, z. B. Imurek®
- 6-Mercaptopurin, z. B. Puri-Nethol®
- Fluorouracil, z. B. 5-FU Hexal®
- Cytarabin, z. B. Alexan®.

Indikationen:
- Akute Leukämie, chronisch myeloische Leukämie (6-Mercaptopurin)
- Organtransplantationen, Autoimmunerkrankungen (Azathioprin)
- Begleitende Chemotherapie bei Darmtumoren, Therapie von Mamma- und Blasenkarzinom (Fluorouracil).

Nebenwirkungen:
- Knochenmarksdepressionen
- Haarausfall, toxische Hautreaktionen
- Störungen im Gastro-Intestinal-Trakt, ggf. Leber- und Nierenschäden
- Teratogene Schäden (Missbildungen)
- Störungen der Spermatogenese und der Ovulation
- Unterdrückung des Immunsystems (Immunsuppression).

Kontraindikationen:
- Schwangerschaft
- Leberfunktionsstörungen
- Bestehende Blutbildveränderungen und Knochenmarksdepressionen
- Infekte
- Magen-Darm-Geschwüre.

■ Antimetabolite werden erfolgreich bei Leukämien eingesetzt.

26.4.3 Alkaloide (Mitosehemmstoffe)

Die Alkaloide der Vinca rosea, einer Herbstzeitlosenart, haben zytostatische Wirkungen. Insbesondere wird die Zellteilung gehemmt.

Pharmaka:
- Vincristin, z. B. Vincristin®
- Vinblastin, z. B. Velbe®
- Vindesin, z. B. Eldisine®.

Indikationen:
- Chorionkarzinom, Kaposi-Sarkom, Hodenkarzinom
- Mammakarzinom, akute lymphatische Leukämie, kleinzelliges Bronchialkarzinom, Morbus Hodgkin, Non-Hodgkin-Lymphome (Vincristin)
- Plattenepitelkarzinom, akute lymphatische Leukämie (Vindesin).

Wirkung: Mitosehemmung.

Nebenwirkungen:
- Störungen im Magen-Darm-Kanal (Übelkeit)
- Blutbildungsstörung (Vinblastin, Vindesin)
- Neuropathien, Nierenschädigung (Vincristin).

Kontraindikationen:
- Schwangerschaft
- Akute Infekte
- Bestehende Knochenmarksdepression.

Besonderes:
Gegen Übelkeit bei Zytostatikatherapie steht beispielsweise das hochwirksame Ondansetron (Zofran®) zur Verfügung.

26.4.4 Antibiotika

Hochtoxische Antibiotika haben ihre Anwendung in der Behandlung von Tumoren, die gegen andere Mittel resistent sind.

Pharmaka:
- Daunorubicin, z.B. Daunoblastin®
- Bleomycin, z.B. Bleomycinum Mack®
- Doxorubicin, z.B. Adriblastin®
- Mitomycin C, z.B. Mitomycin medac®
- Dactinomycin, z.B. Lyovac-Cosmegen®.

Indikationen:
- Plattenepithelkarzinom (Haut, Bronchien, Urogenitaltrakt, Bleomycin)
- Zervix- und Vulvakarzinom (Bleomycin)
- Leukämien (Daunoblastin)
- Solide Tumoren (Doxorubicin)
- Wilms-Tumor (Dactinomycin)
- Fortgeschrittenes Magenkarzinom (Mitomycin C intraperitoneal).

Wirkung: Hemmung der RNS-Synthese.

Nebenwirkungen:
- Störungen im Gastro-Intestinaltrakt
- Lungenfibrose (Bleomycin)
- Haarausfall
- Toxische Wirkungen auf das Herz (Daunorubicin)
- Knochenmarksdepression.

Kontraindikationen:
- Schwangerschaft, Stillzeit
- Myokardschäden (Daunorubicin)
- Bestehende Knochenmarksschäden
- Akute Infekte.

■ Hoch toxische Antibiotika können auch als Zytostatika verwandt werden.

26.4.5 Hormone

Hormonabhängige Tumoren können durch Therapie mit Hormonen behandelt werden. Prinzip ist die Behandlung mit gegengeschlechtlichen (z.B. Tamoxifen) oder gleichgeschlechtlichen Hormonen.

Pharmaka:
- Fosfestrol, z.B. Honvan®
- Medroxyprogesteron, z.B. Clinovir®
- Tamoxifen, z.B. Nolvadex®, Tamoxasta®.

Indikationen:
- Prostatakarzinom (Östrogene)
- Mammakarzinom (Androgene)
- Antiöstrogen beim Östrogen-pos. Mammakarzinom
- Steroide kombiniert mit Zytostatika bei Leukämie.

Wirkung: Wachstumsbremsung durch Gegensteuern mit Hormonen.

Nebenwirkung: Hormon- und Geschlechtsabhängig, z. B. wirken Androgene bei Frauen vermännlichend.

Kontraindikationen:
- Schwangerschaft
- Lebererkrankungen
- Diabetes mellitus
- Schwere Hypertonie.

■ Gegensinnig wirkende Hormone können bei hormonabhängigen Tumoren das Wachstum bremsen.

26.4.6 Umgang mit Zytostatika

Personen, die Umgang mit Zytostatika haben, müssen vor Beginn der Tätigkeit und danach mindestens einmal pro Jahr unterrichtet werden bezüglich:
- Wirkmechanismen
- Entsorgung von kontaminiertem Material und Geräten
- Gesundheitsüberwachung
- Maßnahmen zur Gefahrenabwehr
- Korrektem Umgang mit den Stoffen.

■ Vorsichtiger und gewissenhafter Umgang mit allen zytostatisch wirkenden Substanzen.

26.4.7 Radioaktive Substanzen

Ziel der Applikation radioaktiver Substanzen ist die lokale Zerstörung von Gewebe. Folgende Erkrankungen können mit radioaktiv markierten Substanzen behandelt werden:
- Schilddrüsenerkrankungen (radioaktives Jod)
- Gebärmutter-Tumoren (radioaktives Iridium).

Der Umgang mit radioaktiven Therapeutika ist verantwortungsvoll und meist von der Anwesenheit einer nuklearmedizinischen Abteilung abhängig, in der die Aktivität, je nach Substanz hergestellt / abgespalten oder aufbewahrt wird.

Schilddrüse

Eine Therapie mit radioaktivem Jod kann bei folgenden Erkrankungen indiziert sein:
- Struma maligna
- Autonomes Adenom.

Die Strahlung ist zu 85% β-Strahlung mit einer mittleren Reichweite von unter 0,5 mm. Vorteil dieser Therapieform ist die direkte Einlagerung des Jods am gewünschten Wirkort.

Gebärmutter

Beim Portio- oder Uterus-Karzinom wird über ein Rohr radioaktive Iridium-Flüssigkeit in die Gebärmutterhöhle gespritzt (**„After-Loading"**) und dort 3–10 Minuten lang wirken gelassen.

27 Infusionstherapie

Die intravenöse Infusionstherapie dient zur Wasser-, Elektrolyt-, Blut- und Substratzufuhr. Auch Arzneistoffe wie z.B. Dopamin oder Antibiotika und Diagnostika wie z.B. Kontrastmittel können als Infusion verabreicht werden. Die Infusionslösungen werden über Verweilkanülen oder zentrale Venenkatheter infundiert. Um die Infusionslösungen zeitlich genau zu dosieren, werden Dosiergeräte verwendet. Bei einer langfristigen Infusionstherapie ist die genaue Bilanzierung der Flüssigkeitszufuhr und -ausscheidung notwendig.

27.1 Verteilung von Wasser und Elektrolyten im Körper

27.1.1 Flüssigkeitsräume im Körper

Das Gesamtkörperwasser beträgt bei einem gesunden erwachsenen Mann rund 60% der Körpermasse. Es verteilt sich auf verschiedene Flüssigkeitsräume (Flüssigkeitskompartimente) im Körper. Zwei Drittel des Gesamtkörperwassers befinden sich in den Körperzellen (Intrazellulärraum), ein Drittel außerhalb der Körperzellen (Extrazellulärraum). Der Extrazellulärraum gliedert sich in den Zwischenraum (Interstitium), in dem Bindegewebe, Nerven und Gefäße liegen, und in die Blutgefäße (intravasaler Raum) auf. Im intravasalen Raum befindet sich rund 5 l Flüssigkeit.

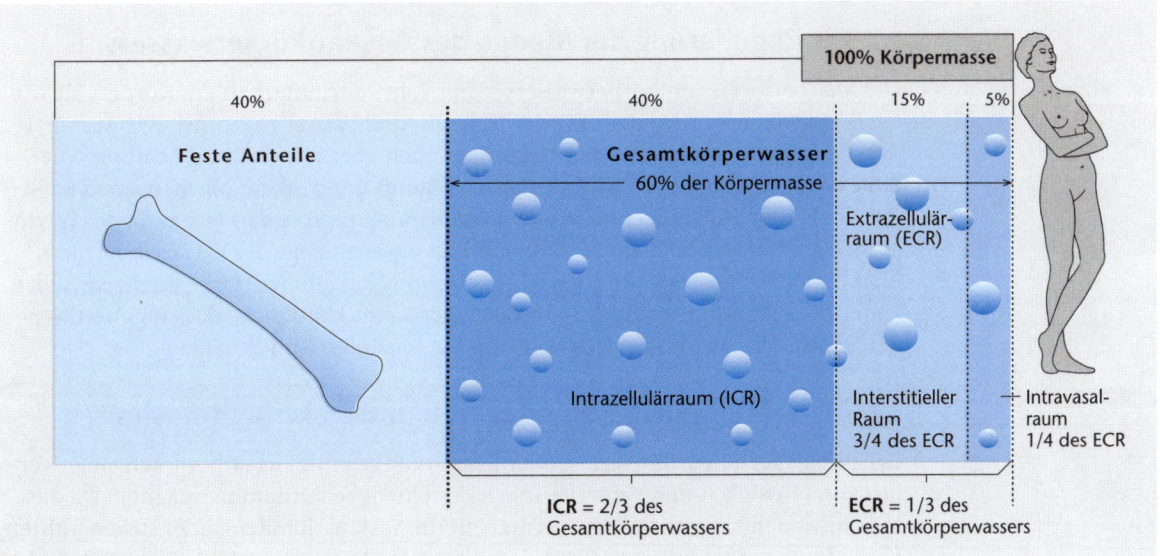

Abb. 45: Flüssigkeitsverteilung im Körper

27.1.2 Flüssigkeitsverteilung zwischen den Kompartimenten

Die **Kompartimente** sind durch Zell- und Basalmembranen voneinander getrennt. Wasser kann die Membranen ungehindert passieren, die im Körperwasser gelösten Teilchen (Elektrolyte) dagegen nicht. Zu den **Elektrolyten** zählen Natrium-, Kalium-, Kalzium-, Magnesium- und Chloridionen, Bicarbonat, Proteine, Phosphat, organische Säuren und Sulfat. Die Membranen sind für die Elektrolyte nur halbdurchlässig (semipermeabel) und besitzen verschiedene Pumpmechanismen zum Hin- und Hertransport der Elektrolyte. Deshalb ist es möglich, dass im Intra- und Extrazellulärraum unterschiedliche Elektrolytkonzentrationen anzutreffen sind: Beispielsweise sorgt die **Natrium-Kalium-Pumpe** dafür, dass im Intrazellulärraum Kaliumionen, im Extrazellulärraum Natriumionen überwiegen.

Osmotischer Druck

Durch die semipermeable Zellmembran besteht zwischen Intrazellulärraum und Interstitium ein Konzentrationsunterschied der gelösten Teilchen. Wasser diffundiert (drückt) in den Raum mit der höheren Teilchenkonzentration, um den Unterschied auszugleichen. Dieser Druck wird osmotischer Druck genannt.

Onkotischer Druck (kolloidosmotischer Druck)

Auch zwischen den Gefäßkapillaren und dem Interstitium besteht ein Konzentrationsunterschied der gelösten Teilchen. Die Basalmembran der Kapillaren ist semipermeabel: Für kleine Moleküle ist sie durchlässig, für große Moleküle wie Proteine (z. B. Albumin) nicht. Das Wasser ist aber auch hier bestrebt, den Konzentrations-Unterschied auszugleichen. Dieser Druck wird analog zum osmotischen Druck „onkotischer" bzw. „kolloidosmotischer" Druck genannt.

Osmolarität und Osmolalität

Die osmotische Wirkung der Körperflüssigkeiten wie auch der Infusionslösungen hängt von der Zahl der in ihr gelösten Teilchen ab.
- Die **Osmolarität** bezeichnet die Konzentration gelöster Teilchen pro Liter Lösung (Einheit: osmol/l)
- Die **Osmolalität** bezeichnet die Konzentration gelöster Teilchen pro Kilogramm Lösemittel (Einheit: osmol/kg).

Die Osmolalität von Blutplasma oder Serum wird hauptsächlich durch Elektrolyte, Glukose und Harnstoff bestimmt und liegt normalerweise zwischen 280 und 296 osmol/kg.

27.1.3 Regulierung der Menge des Gesamtkörperwassers

Die Menge des Gesamtkörperwassers hängt vom Natriumgehalt des Körpers ab. Mit Essen und Trinken wird dem Körper Natrium und Wasser zugeführt. Die Ausscheidung erfolgt vor allem über den Harn, aber auch über Schweiß und Atmung. Mit Hilfe des Renin-Angiotensin-Aldosteron-Systems und anderer Mechanismen kann der Körper die Natrium- und Wasserausscheidung nach Bedarf steigern oder verringern. Dabei ist zu beachten, dass nur die Flüssigkeitsmenge des Extrazellulärraums über die Zurückhaltung oder Ausscheidung von Natrium im Harn gesteuert werden kann. Die Flüssigkeitsmenge des Intrazellulärraums kann nicht aktiv reguliert werden, sie ist von der Flüssigkeitsmenge im Extrazellulärraum abhängig.

27.1.4 Störungen des Flüssigkeits- und Elektrolythaushaltes

Beispielsweise hoher Blutverlust oder Erkrankungen mit Fieber bewirken einen Verlust von Flüssigkeit und Veränderungen der Flüssigkeitszusammensetzung. Da die verschiedenen Kompartimente permanent im Austausch miteinander stehen, führen Veränderungen im Extrazellulärraum auch zu Veränderungen im Intrazellulärraum. Durch intrazelluläre Veränderungen können die Körperzellen funktionsunfähig werden und sogar absterben.

Mit einer Infusionstherapie kann einen Flüssigkeitsverlust behoben und Veränderungen der Flüssigkeitszusammensetzung beseitigt werden. Infusionen sind vor allem dann indiziert, wenn der Patient auf oralem Wege nichts zu sich nehmen kann oder darf, z. B. bei Bewusstlosigkeit, Operationen, Erkrankungen des Magen-Darm-Trakts oder Schock.

Indikationen für eine Infusionstherapie:
- Flüssigkeitsmangel
- Notwendigkeit einer parenteralen Ernährung
- Ausgleich von Störungen des Säure-Basen-Haushalts
- Kontinuierliche Gabe von Medikamenten.

27.2 Infusionslösungen zum Ausgleich von Wasser- und Elektrolytstörungen

Zum Ausgleich von Wasser- und Elektrolytstörungen stehen verschiedene Infusionslösungen zur Verfügung, die sich in ihrer Elektrolytzusammensetzung unterscheiden. Bei einer Vollelektrolytlösung entspricht die Elektrolytzusammensetzung derjenigen im Blut. Bei Zweidrittel- und Halbelektrolytlösungen ist der Natriumgehalt im Vergleich zum Blut auf zwei Drittel oder die Hälfte verringert.

■ Vorsicht: Zweidrittellösungen enthalten viermal soviel Kalium wie Blut.

Pharmaka:
- Vollelektrolytlösung, z. B. Jonosteril®
- Zweidrittelelektrolytlösung, z. B. Jonosteril® Na 100
- Halbelektrolytlösung, z. B. Tutofusin® HG 5
- Kaliumfreie Elektrolytlösungen, z. B. isotone Kochsalzlösung 0,9% Braun®
- Kohlenhydratlösungen, z. B. Glucose 5 Braun®.

Indikationen:
- Flüssigkeits- und Elektrolytersatz
- Kurzfristiger Volumenersatz.

■ Der Flüssigkeits- und Elektrolytersatz muss immer dem Bedarf im Einzelfall angepasst werden.

Wirkung: Ausgleich von Flüssigkeits- und Elektrolytstörungen.

Nebenwirkungen:
- Überwässerung des Körpers, Ödembildung
- Elektrolytstörungen
- Herzrhythmusstörungen bei zu schneller Infusion von kaliumhaltigen Infusionslösungen.

Kontraindikationen:
Generelle Kontraindikationen können nicht genannt werden. Es ist im Einzelfall zu prüfen, ob sich unter Berücksichtigung des Wasser-, Elektrolyt- und Säuren-Basen-Haushaltes eine Kontraindikation für bestimmte Elektrolyte wie Natrium, Kalium oder Kalzium ergibt. Besondere Vorsicht ist bei Ausscheidungsstörungen, z. B. bei einer Niereninsuffizienz, und Exsikkose nötig.
Bei Glukoselösungen muss gewährleistet sein, dass der Patient in ausreichender Menge Insulin produziert und die Glukose verstoffwechseln kann.

Besonderes:
Infusionslösungen mit hohem Kaliumgehalt können Herzrhythmusstörungen auslösen, wenn sie zu schnell infundiert werden. Die vom Arzt verordnete Tropfgeschwindigkeit ist unbedingt einzuhalten!

■ Kaliumhaltige Infusionslösungen langsam einlaufen lassen, da sonst die Gefahr von Herzrhythmusstörungen besteht.

27.3 Infusionslösungen zur parenteralen Ernährung

Wenn Patienten keine Nahrung zu sich nehmen können oder dürfen, müssen sie parenteral ernährt werden. Hierzu stehen die verschiedenen Nahrungsbestandteile Kohlenhydrate, Aminosäuren, Fette, Mineralien und Vitamine in Form von Infusionslösungen zur Verfügung. Der individuelle Bedarf an diesen Nährstoffen muss genau berechnet werden. Daher sind regelmäßige Blutuntersuchungen (z. B. Blutzuckerspiegel, Elektrolytkonzentrationen, Blutfettwerte) zur Kontrolle notwendig.

Pharmaka:
- Kohlenhydratlösungen, z. B. Glucose 20 Braun®
- Aminosäurelösungen, z. B. Aminoplasmal®
- Fettemulsionen, z. B. Intralipid® 10.

Indikationen:
- Nach Operationen und bei Verletzungen und Entzündungen im Magen-Darm-Trakt
- Schwere Allgemeinerkrankungen.

Wirkung: Ausgleich des Bedarfs an Kohlenhydraten, Aminosäuren, Fetten, Mineralien und Vitaminen.

Nebenwirkungen: Hypertriglyzeridämien, Anstieg der Blutglukosekonzentration (Fettemulsionen).

Kontraindikationen:
- Überwässerung, Insulinmangel (Kohlenhydratlösungen)
- Überwässerung, Aminosäuren-Stoffwechselstörungen (Aminosäurelösungen)
- Störungen des Fettstoffwechsels, Schock, Postaggressionssyndrom (Fettemulsionen).

27.4 Infusionslösungen zum Ausgleich von Störungen im Säure-Basen-Haushalt

Störungen im Säure-Basen-Haushalt sind relativ häufig. Der normale pH-Wert des Blutes liegt zwischen 7,36 und 7,44. Bei pH-Werten unter 7,36 sind zu viele Säureäquivalente im Blut (**„Azidose"**). Bei pH-Werten über 7,44 sind zu viele Basenäquivalente im Blut („**Alkalose**"). Ursache einer Azidose oder Alkalose können Störungen im Atemsystem (**respiratorische Störungen**), Stoffwechsel- oder Nierenfunktionsstörungen (**metabolische Störungen**) sein. Eine respiratorische Azidose oder Alkalose wird durch eine Verbesserung der Atemfunktion behandelt. Bei einer metabolischen Azidose oder Alkalose muss in erster Linie die Grundkrankheit (z. B. Schock) behandelt werden. Nur bei schweren metabolischen Entgleisungen werden Pufferlösungen infundiert.

Pharmaka:
- Infusion mit Natriumbicarbonat (bei schwerer metabolischer Azidose)
- Infusion mit Kalium, selten mit Argininhydrochlorid oder HCL-Lösung (bei metabolischer Alkalose).

Indikationen:
- Metabolische Azidose
- Metabolische Alkalose.

Wirkung: Ausgleich des Säuren- oder Basenüberschusses.

Nebenwirkungen:
- Die Infusion mit Natriumbicarbonat kann z. B. zu Herzrhythmusstörungen, Tetanie und Volumenbelastung des Kreislaufs mit Gefahr von Herzinsuffizienz und Lungenödem führen.
- Herzrhythmusstörungen bei zu schneller Infusion von kaliumhaltigen Infusionslösungen.

Kontraindikationen:
Generelle Kontraindikationen können nicht genannt werden. Es muss im Einzelfall immer geprüft werden, ob sich unter Berücksichtigung des Wasser-, Elektrolyt- und Säure-Basen-Haushaltes eine Kontraindikation für bestimmte Elektrolyte ergibt. Besondere Vorsicht ist bei Ausscheidungsstörungen (z. B. Niereninsuffizienz, Anurie) und Exsikkose nötig.

27.5 Infusionslösungen und Bluttransfusionen zum Volumenersatz

Ein akuter Flüssigkeitsmangel kann z.B. bei größeren Blutverlusten oder schwerem Erbrechen/Durchfällen auftreten. Bei Blutverlusten gehen alle im Blut gelösten Teilchen einschließlich der roten und weißen Blutkörperchen verloren, bei Erbrechen und Durchfall kommt es zu Wasser- und Elektrolyt-Verlusten. Der Flüssigkeitsersatz richtet sich daher immer nach der Art des Flüssigkeitsmangels. Da die Flüssigkeiten im intravasalen Raum und Interstitium ständig miteinander im Austausch stehen, sind meist beide Räume von einem Flüssigkeitsverlust betroffen. Dies ist bei der Wasser- und Elektrolytsubstitution bzw. bei Bluttransfusionen zu berücksichtigen.

Zeichen für einen Flüssigkeitsmangel (Dehydratation):
- Trockene Schleimhäute
- Verminderte Schweißproduktion
- Langsames Verstreichen von Hautfalten, stehende Hautfalten.

Pharmaka:
- Elektrolytlösungen
- Plasmaersatzmittel auf der Basis von Gelatine, Dextran, Hydroxyethylstärke, z.B. Haemaccel®, Macrodex®, HAES®
- Plasmaeiweiße, z.B. Biseko®
- Blut.

Indikationen:
- Kleine Blutverluste bis 1000 ml und Elektrolyt- und Flüssigkeitsverluste bei Erbrechen/Durchfall oder übermäßigem Schwitzen (Elektrolytlösungen)
- Größere Blutverluste (Plasmaersatzmittel, Plasmaeiweiße, Blut)
- Plasmaverluste bei Verbrennungen (Plasmaeiweiße).

Wirkung: Ausgleich von Blut- oder Flüssigkeitsverlusten.

Nebenwirkungen:
- Elektrolytstörungen
- Überwässerung des Körpers, Ödembildung
- Anaphylaktischer Schock (Plasmaersatzmittel)
- Langanhaltender, aber reversibler Juckreiz (Stärkederivate, z.B. HAES®)
- Allergische Reaktionen (Plasmaeiweiße)
- Infektion mit Hepatitis-, HIV- und anderen Viren (Plasmaeiweiße, Blut).

Kontraindikationen: Bekannte Allergie (Plasmaersatzmittel).

■ **Vor einer Bluttransfusion muss in Kreuzproben überprüft werden, ob Spenderblut und Empfängerblut zusammenpassen.**

28 Dermatika

Die **Haut** ist das größte menschliche Organ. Sie gliedert sich in:
- Oberhaut (**Epidermis**) – Grenze zur Umwelt; erneuert sich etwa alle 27 Tage; im unteren Bereich bildet sie laufend neue Zellen, die auf ihrem Weg zur Oberfläche verhornen und schließlich als Hornplättchen abschilfern
- Lederhaut (**Corium**) – enthält Blutgefäße, Nerven und Bindegewebe und ernährt die Epidermis; hier befinden sich Haarfollikel, Talg- und Schweißdrüsen
- Unterhaut (**Subkutis**) – besteht aus Fettzellen und Kollagenfasern.

Die Haut hat drei wichtige Funktionen:
- Schutz vor mechanischer oder chemischer Belastung, vor Hitze, Kälte und Wasserverlust, vor Infektionen durch Bakterien, Viren oder Pilzen, vor UV- und Infrarotstrahlung
- Tast-, Temperatur- und Schmerzsinn
- Aufnahme (Resorption) bestimmter Stoffe, auch von Medikamenten.

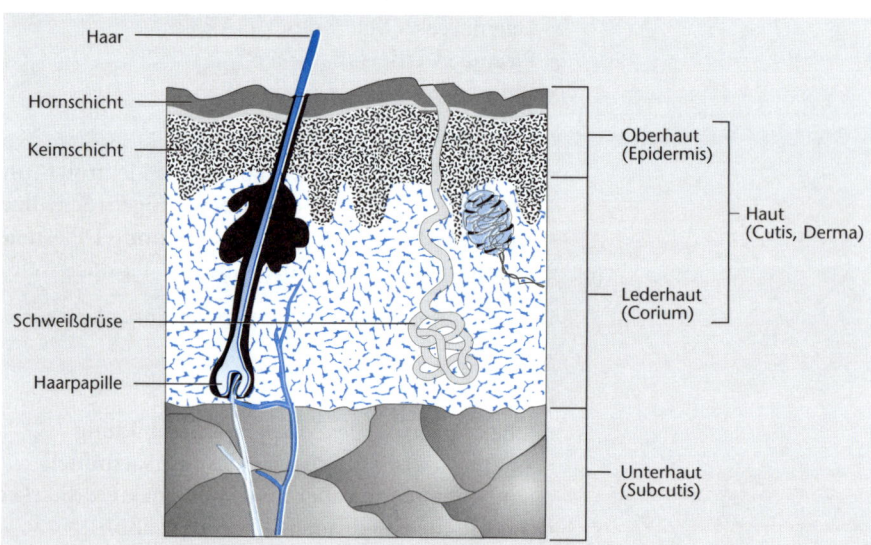

Abb. 46: Aufbau der Haut

28.1 Dermatika-Grundlagen

Dermatika sind Hautmittel, die aus verschiedenen Grundstoffen bestehen und denen je nach Hauterkrankung Wirkstoffe beigemischt werden können.

■ **Die Grundlage des Dermatikums ist genauso wichtig wie der Wirkstoff.**

Grundstoffe:
Dermatika-Grundlagen bestehen aus folgenden Grundstoffen:
- Flüssige Grundstoffe, z. B. Wasser, Alkohol, Öl
- Halbfeste, fette Grundstoffe, z. B. Fette, Vaseline, Paraffine
- Feste Grundstoffe, z. B. Talkum, Stärke, Zinkoxid.

Einfache Grundlagen:
- Lösungen – auf wässriger oder alkoholischer Basis; kühlend, austrocknend, entzündungshemmend
- Salben – fette Grundstoffe; fettend, hemmen die Wärme- und Feuchtigkeitsabgabe der Haut, schlecht abwaschbar
- Puder – feste Grundstoffe; kühlend, austrocknend.

Kombinierte Grundlagen:

Bei den kombinierten Grundlagen sind die Eigenschaften je nach Grundstoffanteil verschieden.

- Cremes – fette und flüssige Grundstoffe; leicht kühlend, austrocknend bis leicht fettend, entzündungshemmend, gut abwaschbar
- Pasten – fette und feste Grundstoffe; abdeckend, schlecht abwaschbar
- Schüttelmixturen (Lotionen)– flüssige und feste Grundstoffe; kühlend, austrocknend, entzündungshemmend, Juckreiz stillend.

Behandlungsrichtlinien:

- Nässende Hauterkrankungen – Dermatika-Grundlagen mit hohem Flüssigkeitsanteil (nass auf nass)
- Akute Hauterkrankungen – möglichst wenig Fett
- Chronische, trockene, schuppende Hauterkrankungen – fettende Grundlagen.

28.2 Wundversorgung

Bei Wunden ist der Zusammenhang der Haut und häufig der darunterliegenden Körpergewebe zerstört. Die Wundbehandlung sollte umfassen:

Wundreinigung:

- Reinigung schmutziger Wunden am besten mit Ringerlösung
- Reinigung und Desinfektion mit 3–6 % Wasserstoffperoxidlösung.

Chirurgische Wundversorgung: Abtragung von Nekrosen und schmierigen Belägen.

Wundverband:

Abdecken der Wunde mit **Wundauflagen**, die einerseits keimfrei sind und die Wunde feucht halten, andererseits Blut und Sekret aufsaugen (z. B. Varihesive® E, Tegaderm®).

28.3 Dekubitusprophylaxe und -therapie

Ein Dekubitus (Druckgeschwür) entsteht durch längere Druckeinwirkung. Die betroffene Hautstelle und das darunterliegende Gewebe werden nicht mehr ausreichend durchblutet und es kommt zum Gewebstod (Nekrose). Besonders gefährdet sind Körperstellen, an denen zwischen Haut und Knochen nur wenig Muskel- und Fettgewebe liegt (z. B. Hüfte, Lumbosakralregion). Ein Dekubitus entsteht meist bei bettlägerigen älteren Patienten in schlechtem Allgemeinzustand, die sich selbst kaum bewegen können.

Klinik

An den Druckstellen bilden sich anfangs oft unbemerkt blaurote Bezirke. Diese grenzen sich zunehmend scharf ab, die Haut wird blasig oder es entstehen gleich graugelbliche Nekrosen. Die Nekrosen breiten sich rasch in die Tiefe auf Faszien, Muskeln, Sehnen und Knochen aus. Der Schweregrad eines Dekubitus kann in verschiedene Stadien eingeteilt werden (z. B. Klassifikation nach J.D. Shea). Die Gefahr bakterieller Sekundärinfektionen ist groß.

Dekubitusprophylaxe

Ein Dekubitus kann meist durch pflegerische Maßnahmen vermieden werden:
- Einschätzen des Dekubitus-Risikos (z. B. anhand der Braden- oder Norton-Skala)
- Druckentlastung durch Bewegungsförderung, regelmäßigen Lagewechsel des Patienten, Lagerungshilfsmittel (z. B. Antidekubitusmatrazen zur Weichlagerung)
- Mindestens einmal täglich genaue Untersuchung der Haut auf Druckstellen
- Gute Hautpflege und ausgewogene Ernährung.

■ Ausführliche Informationen zur Dekubitus-Prophylaxe unter **www.dnqp.de**

Dekubitustherapie

Die Behandlung eines Dekubitus ist außerordentlich schwierig und langwierig (mehrere Monate). Die lokale Therapie richtet sich nach dem Befund:

- Konsequente Druckentlastung
- Sorgfältiges Säubern mit Ringer-Lösung
- Chirurgisches Abtragen der Nekrosen
- Anlegen von feuchten und sauerstoffdurchlässigen Wundverbänden, z.B. Hydrokolloide, Hydrogele, Alginate.

Fragensammlung

1 Grundbegriffe

1. Was ist eine Charge?
2. Was versteht man unter Pharmakokinetik, was unter Pharmakodynamik?

2 Bestimmungen aus dem Arznei- und Betäubungsmittelrecht

1. Was ist der Unterschied zwischen einer apothekenpflichtigen und einer verschreibungspflichtigen Arznei?
2. Was ist ein Betäubungsmittel im Sinne des Betäubungsmittelgesetzes?

3 Therapie- und Arzneimittelformen

1. Worin besteht der Unterschied zwischen kausaler und symptomatischer Therapie?
2. Nennen Sie ein Beispiel zu einer symptomatischen und Substitutionstherapie.
3. Was ist ein Placebo?
4. Worin besteht der Unterschied zwischen einem Dragee und einer Tablette?

4 Pharmakokinetik

1. Beschreiben Sie den Lebenslauf eines Arzneimittels von der Applikation an.
2. Was versteht man unter enteraler, was unter parenteraler Applikation?
3. Über welche Organsysteme werden Medikamente in der Regel ausgeschieden?
4. Welche Folge für die Arzneimittelwirkungen kann eine verminderte Funktion der Nieren haben?
5. Nennen Sie Vor- und Nachteile der intravenösen Applikation.
6. Wovon ist die Resorptionsgeschwindigkeit eines Arzneimittels abhängig?
7. Was versteht man unter Kumulation?
8. Was versteht man unter dem First-Pass-Effekt, welches Organ spielt die Hauptrolle?
9. Weshalb sind die meisten Medikamente in der Schwangerschaft vorsichtig zu dosieren?

5 Pharmakodynamik

1. Was versteht man unter einem Agonisten?
2. Was versteht man unter einem Antagonisten?
3. Was versteht man unter der „Intrinsic Activity"?
4. Was versteht man unter einem kompetitiven, was unter einem nicht-kompetitiven Antagonismus?
5. Nennen Sie ein Beispiel für ein Medikament, das an einem Rezeptor angreift und wirkt.
6. Was versteht man unter Wirkpotenzierung? Nennen Sie ein Beispiel.
7. Was ist die ED_{50} und die LD_{50} eines Medikamentes?
8. Was versteht man unter Tachyphylaxie?
9. Womit beschäftigt sich die Chronopharmakologie?
10. Nennen Sie ein Beispiel für einen chronopharmakologischen Befund.

6 Unerwünschte Arzneimittelwirkungen

1. Wie kann sich eine allergische Reaktion auf ein Medikament äußern?
2. Wieso muss in der Schwangerschaft die Indikationsstellung für die Gabe von Medikamenten sehr streng erfolgen?
3. Welche Phase der Schwangerschaft ist besonders kritisch in Hinblick auf mögliche Nebenwirkungen? Warum?
4. Was sind Embryopathien, was sind Fetopathien?
5. Welche Gefahr birgt eine Medikamentengabe in der Stillzeit?

7 Analgetika

1. Was heißt Analgesie, was sind Analgetika?
2. Wie entsteht „Schmerz"?
3. Welche Schmerzqualitäten kann man unterscheiden?
4. Welche Rolle spielt das Prostaglandin bei der Entstehung des Schmerzes?
5. Wo können Schmerzmittel in ihrer Wirkung angreifen?
6. Nennen Sie ein jeweils typisches Beispiel für den Einsatz von nicht-opioiden und opioiden Analgetika.
7. Welchen Wirkmechanismus haben die Salicylate (z. B. Acetylsalicylsäure)?
8. Welche weiteren Wirkungen haben Salicylate, abgesehen von der Schmerzdämpfung?
9. Nennen Sie eine wichtige Nebenwirkung der Salicylate und eine sich daraus ergebende Kontraindikation.
10. Welche Wirkungen hat das Paracetamol?
11. Welche gravierende Nebenwirkung kann Paracetamol bei Überdosierung haben?
12. Welche therapeutisch wichtige Wirkung außer der Schmerzdämpfung hat das Metamizol noch?
13. Nennen Sie die wichtigste Nebenwirkung von Metamizol.
14. Wo liegt der Angriffspunkt der Opiate?
15. Nennen Sie zwei Hauptwirkungen der Morphine.

16. Nennen Sie zwei wichtige Nebenwirkungen des Morphins.
17. Warum müssen Patienten nach der Gabe von morphinhaltigen Schmerzmitteln immer überwacht werden?
18. Nennen Sie zwei Indikationen zur Gabe von opioidhaltigen Schmerzmitteln.
19. Weshalb dürfen Opiate nicht während der Schwangerschaft verwendet werden?
20. Was ist ein partieller Opiat-Agonist? Warum wurde diese Stoffgruppe entwickelt?

8 Nicht-steroidale Antirheumatika

1. Was sind nicht-steroidale Antirheumatika, wie wirken sie?
2. Nennen Sie drei typische Krankheitsbilder, bei denen NSAR zum Einsatz kommen.
3. Welche unerwünschte Wirkung tritt bei längerer Einnahme von NSAR besonderes häufig auf?

9 Am Nervensystem wirksame Pharmaka

1. Zu welchem Teil des Nervensystems gehört der Sympathikus?
2. Wie heißen die Überträgerstoffe von Parasympathikus und Sympathikus?
3. Was ist ein Neurotransmitter, nennen Sie ein Beispiel?
4. Über welche Rezeptoren werden die Wirkungen des Sympathikus auf das Herz vermittelt?
5. Welche Wirkung hat der Parasympathikus auf das Herz?
6. Welcher Überträgerstoff wird im Nebennierenmark gebildet?
7. Welche Überträgersubstanz wird beim Morbus Parkinson oral substituiert?
8. Welche Wirkungen hat der Parasympathikus am Magen-Darm-Trakt?
9. Welche Wirkung haben Parasympatholytika?
10. Welche Wirkung haben Parasympathomimetika?
11. Welchen Wirkmechanismus haben die direkten Parasympathomimetika?
12. Welchen Wirkmechanismus haben die indirekten Parasympathomimetika?
13. Nennen Sie ein Medikament aus der Gruppe der indirekten Parasympathomimetika.
14. In welche Substanzgruppe gehört das Atropin?
15. Welche Wirkung am Herzen hat das Atropin?
16. Wie heißt der Überträgerstoff des Sympathikus?
17. Welchen Effekt haben α-Sympathomimetika auf die Gefäße?
18. Welchen Effekt haben β-Sympathomimetika am Herzen und an den Bronchien?

19. Nennen Sie eine typische Indikation für ß-Sympathomimetika.
20. Wann werden β-Blocker eingesetzt?
21. Nennen Sie mindestens einen β-Blocker.
22. Weshalb dürfen bei Asthma oder schweren Lungenerkrankungen keine β-Blocker gegeben werden?

10 Schlafmittel (Hypnotika und Sedativa)

1. Was ist der Unterschied zwischen Schlaf, Sedierung und Narkose?
2. Nennen Sie zwei häufige Ursachen von Schlafstörungen.
3. Nennen Sie eine typische Indikation für Schlafmittel.
4. Zu welcher Substanzgruppe gehört das Valium®?
5. Welches sind die derzeit am häufigsten verwendeten Schlafmittel?
6. Welchen Vorteil haben Benzodiazepine gegenüber Barbituraten bei leichten Einschlafstörungen?
7. Nennen Sie die wichtigste Indikation für Distraneurin®.

11 Psychopharmaka

1. Was ist ein Psychopharmakon?
2. Nennen Sie zwei mögliche Wirkprofile von Psychopharmaka.
3. Was sind Tranquilizer, wann werden sie eingesetzt?
4. Was ist der Unterschied zwischen körperlicher und seelischer Abhängigkeit?
5. Was ist ein Neuroleptikum, wann kommen Neuroleptika zum Einsatz?
6. Nennen Sie ein Neuroleptikum.
7. Welche Medikamente werden bei der Schizophrenie angewendet?
8. Wie wirkt Haldol, wann kann es angewendet werden?
9. Was ist ein Antidepressivum, beschreiben Sie kurz die möglichen Wirkprofile.
10. Bei welchen Erkrankungen findet Lithium Anwendung?
11. Welche Gefahr besteht, wenn depressive Patienten mit antriebssteigernden Medikamenten behandelt werden?
12. Wie wirken MAO-Hemmstoffe, wann werden sie eingesetzt?
13. Was sind Amphetamine, wann werden sie eingesetzt?
14. Nennen Sie ein Arzneimittel aus der Gruppe der Amphetamine.
15. Welche Substanz aus der Gruppe der Amphetamine kann zur Sucht führen?
16. Nennen Sie ein Medikament zur Migränetherapie.

12 Antiepileptika

1. Wodurch kann ein Krampfanfall ausgelöst werden?
2. Wer kann einen Krampfanfall bekommen?
3. Wie wirken Benzodiazepine auf die Krampfschwelle?
4. Nennen Sie zwei Substanzgruppen, die die Krampfschwelle heraufsetzen.
5. Nennen Sie zwei gebräuchliche Präparate zur Therapie der Epilepsie.

13 Spasmolytika und Muskelrelaxanzien

1. Was sind Spasmolytika, was sind Muskelrelaxanzien?
2. Nennen Sie eine typische Indikation für Spasmolytika.
3. Nennen Sie eine typische Indikation für Muskelrelaxanzien.
4. Wie wirkt Scopolamin-Butylbromid am Magen-Darm-Trakt?
5. Was sind depolarisierende Muskelrelaxanzien, wie wirken sie?
6. Nennen Sie ein depolarisierendes Muskelrelaxans.
7. Was sind nicht-depolarisierende Muskelrelaxanzien?
8. Welches ist die Ausgangssubstanz der Gruppe der nicht-depolarisierenden Muskelrelaxanzien?
9. Nennen Sie ein nicht-depolarisierendes Muskelrelaxans.

14 Diuretika

1. Was sind Diuretika, wann sind Diuretika indiziert?
2. Nennen Sie ein stark wirksames Diuretikum.
3. Beschreiben Sie kurz Angriffsort und Wirkprinzip der Diuretika.
4. Nennen Sie eine wichtige Nebenwirkung der Diuretika bezüglich des Elektrolythaushaltes.
5. Erklären Sie den Wirkmechanismus von Aldosteron-Antagonisten.
6. Zu welcher Gruppe gehört Furosemid, wie schnell wirkt es?
7. Wie wirkt das ADH auf die Ausscheidung?
8. Was ist ein osmotisches Diuretikum, wie wirkt es?

15 Antihypertensiva

1. Welches sind die Hauptursachen des Bluthochdrucks?
2. Welche Stoffgruppen eignen sich für eine medikamentöse Blutdrucksenkung? Nennen Sie mindestens drei.
3. Welche Allgemeinmaßnahmen müssen unbedingt parallel zu einer medikamentösen Behandlung erfolgen?

4. Schildern Sie kurz den Renin-Angiotensin-Mechanismus.
5. Was ist ein ACE-Hemmer?
6. Wie wirken β-Blocker?
7. In welche Gruppe der Antihypertensiva gehört das Captopril?
8. Über welchen Mechanismus wirken Diuretika blutdrucksenkend?
9. Nennen Sie eine mögliche Zweierkombination zur Bluthochdrucktherapie.

16 Antiarrhythmika

1. Was ist ein Antiarrhythmikum?
2. Nennen Sie drei Formen von Rhythmusstörungen des Herzens.
3. Nennen Sie zwei mögliche Ursachen von Rhythmusstörungen.
4. Was ist eine Extrasystole, wann ist sie behandlungsbedürftig?
5. Wie wirken β-Blocker, bei welchen Formen der Rhythmusstörungen können sie eingesetzt werden?
6. Welche zwei Einsatzgebiete hat Lidocain?
7. Wie wirken Kalziumantagonisten?
8. Welches Medikament kann zur Frequenzsteigerung bei einer Sinusbradykardie angewendet werden?
9. Nennen Sie eine Indikation für ein β-Sympathomimetikum wie Orciprenalin.

17 Koronartherapeutika

1. Was versteht man unter Angina pectoris? Nennen Sie die Hauptursachen.
2. Nennen Sie drei Risikogruppen, bei denen eine Angina pectoris gehäuft auftritt.
3. Beschreiben Sie das Wirkprinzip der Koronartherapeutika.
4. Was ist das Mittel der ersten Wahl bei einem Angina pectoris Anfall? In welcher Applikationsform kann es im akuten Anfall gegeben werden?
5. Nennen Sie zwei Substanzgruppen, die antianginös wirksam sind.

18 Pharmaka zur Therapie der Herzinsuffizienz

1. Nennen Sie zwei häufige Ursachen der Herzinsuffizienz.
2. Nennen Sie zwei charakteristische Symptome der Herzinsuffizienz.
3. Welche Medikamente werden zur Behandlung der Herzinsuffizienz eingesetzt?
4. Über welche Mechanismen wirken ACE-Hemmer bei der Herzinsuffizienz?

5. Nennen Sie mindestens zwei Symptome einer Digitalisvergiftung (nach Überdosierung).
6. Wieso ist bei Therapie mit Digoxin die Kenntnis der Nierenfunktion wichtig?
7. Welchen Einfluss haben Katecholamine auf das Herz-Kreislauf-System?

19 Mittel zur Beeinflussung der Blutgerinnung

1. Was versteht man unter primärer, was unter sekundärer Hämostase?
2. Was sind Antikoagulanzien?
3. Was ist die Fibrinolyse?
4. Welches ist das Hauptanwendungsgebiet für Heparin?
5. Welchen Vorteil bietet ein niedermolekulares Heparin?
6. Wie wird Heparin normalerweise appliziert?
7. Wie wirken Cumarinderivate (Phenprocoumon), wann werden sie eingesetzt?
8. An welchem Laborparameter misst man den Therapieerfolg von Phenprocoumon? Wie ist der Normwert, wie der anzustrebende Wert bei einer Marcumarisierung?
9. Nennen Sie mindestens zwei Kontraindikationen für eine Therapie mit Phenprocoumon.
10. Worauf ist bei Cumarinen bezüglich der Wechselwirkung mit anderen Medikamenten zu achten?
11. Nennen Sie eine typische Indikation für die Verabreichung von Fibrinolytika wie Streptokinase?
12. Nennen Sie eine Kontraindikation für die Therapie mit Fibrinolytika.
13. Nennen Sie ein typisches Anwendungsbeispiel für einen Thrombozytenaggregationshemmer. Nennen Sie den am häufigsten verwandten.
14. Was ist ein Antifibrinolytikum, wann wird es eingesetzt?

20 Expektoranzien und Antitussiva

1. Was sind Mukolytika? Wann werden sie eingesetzt?
2. Wieso ist eine ausreichende Flüssigkeitszufuhr bei der Therapie mit Mukolytika notwendig?
3. Nennen Sie mögliche Nebenwirkungen des Codeins.

21 Antiasthmatika

1. Was wissen Sie über Auslöser und Entstehung des Asthma bronchiale?
2. Warum können Glukokortikoide Asthmabeschwerden mildern?
3. Wie wirken β_2-Sympathomimetika beim Asthma bronchiale?

4. Warum müssen bei Theophyllin-Gabe regelmäßig die Blutspiegel kontrolliert werden?
5. Erläutern Sie den Stufenplan zur Dauertherapie des Asthma bronchiale.

22 Magen-Darm-Therapeutika

1. Nennen Sie die zwei wichtigsten Faktoren, die zur Auslösung der Ulkuskrankheit beitragen.
2. Nennen Sie mindestens zwei Stoffgruppen, mit denen man eine vermehrte Säureproduktion behandeln kann. Beschreiben Sie ihren Wirkmechanismus.
3. Nennen Sie die Hauptindikation und ein Beispiel für einen H_2-Blocker.
4. Welche Rolle spielt der Helicobacter pylori beim Ulcusleiden? Therapie?
5. Was sind Laxanzien?
6. Nennen Sie die Hauptursachen der Obstipation.
7. Wie wirken Quellstoffe wie Weizenkleie und Agar-Agar?
8. Wie ist das Wirkprinzip von Bisacodyl?
9. Nennen Sie mindestens zwei typische Nebenwirkungen von Laxanzien.

23 Hormone

1. Was sind Hormone?
2. Nennen Sie die wichtigsten Wirkungen des Kortisols.
3. Nennen Sie mindestens fünf wichtige Nebenwirkungen einer Kortisontherapie.
4. Was versteht man unter der Cushing-Schwelle?
5. Nennen Sie mindestens zwei Indikationen für die Verabreichung von Kortisonpräparaten.
6. Welche Nebenwirkungen können bei lokaler Anwendung von kortisonhaltigen Salben auftreten?
7. Was sind Mineralkortikoide, wie wirken sie?
8. Welche Wirkung haben die Schilddrüsenhormone?
9. Schildern Sie kurz Hormonbildung und Regelkreis der Schilddrüse.
10. Was sind Thyreostatika, wann werden sie eingesetzt?
11. An welchen Punkten im physiologischen Ablauf können Thyreostatika eingreifen?
12. Wie kann es zur sog. Jod-Mangel-Struma kommen?
13. Wie wirken Perchlorate?
14. Welchen Effekt hat die Zufuhr von Jod (Jodid 100) bei der Strumaprophylaxe?

24 Antidiabetika

1. Welche zwei Formen des Diabetes gibt es?
2. Nennen Sie die drei Therapiemöglichkeiten beim Diabetes.

3. Welche Wirkung hat das Insulin?
4. Was ist ein Depotinsulin?
5. Welche Vor- und Nachteile haben Depotinsuline?
6. Was sind orale Antidiabetika, wann können sie eingesetzt werden?
7. Nennen Sie die Vorteile des Altinsulins.
8. Zu welcher Gruppe Antidiabetika gehört das Glibenclamid?
9. Nennen Sie Symptome der Hypoglykämie.
10. Welche unabdingbare Voraussetzung muss gegeben sein, damit orale Antidiabetikagaben sinnvoll sind?

25 Hormonelle Kontrazeptiva

1. Was sind Kontrazeptiva?
2. Erläutern Sie kurz das Wirkprinzip der Ovulationshemmer.
3. Welche Kontrazeptiva unterdrücken den Eisprung (die Ovulation) nicht?
4. Wie wirkt die Minipille?
5. Was ist die Postkoitalpille?
6. Nennen Sie drei typische Nebenwirkungen der hormonellen Kontrazeptiva.
7. Nennen Sie zwei Kontraindikationen für die Einnahme von hormonellen Kontrazeptiva.
8. Welche Gefahr birgt die Einnahme von hormonellen Kontrazeptiva bei gleichzeitigem Nikotinabusus?

26 Chemotherapeutika

1. Was sind Chemotherapeutika, auf was wirken sie?
2. In welche großen Gruppen kann man Chemotherapeutika einteilen?
3. Was sind Antibiotika?
4. Was ist das Hauptanwendungsgebiet der Antibiotika?
5. Was heißt bakterizid, was heißt bakteriostatisch?
6. Was versteht man unter einer Resistenzentwicklung gegen Antibiotika?
7. Wie wirken Penicilline?
8. Nennen Sie zwei häufige Nebenwirkungen der Penicilline.
9. Was sind β-Laktamasen?
10. Von was leiten sich die Penicilline ab?
11. Nennen Sie eine wichtige Nebenwirkung der Aminoglykoside.
12. Nennen Sie mindestens eine typische Nebenwirkung der Tetracycline.
13. Nennen Sie mindestens ein Einsatzgebiet für Chloramphenicol.

14. Woraus besteht die typische Dreiertherapie gegen Tuberkulose?
15. Was sind Zytostatika, wo werden sie eingesetzt?
16. Nennen Sie mindestens zwei gesunde Körpergewebe, die von den Zytostatika besonders angegriffen werden.
17. Nennen Sie mindestens zwei typische Nebenwirkungen der Zytostatika.
18. Was sind Antimetabolite? Nennen Sie einen.
19. Erklären Sie den Begriff „palliativ".
20. Nennen Sie mindestens zwei Ansatzpunkte der Zytostatika.
21. Kann man Zytostatika in der Schwangerschaft geben?
22. Nennen Sie einen typischen Tumor, der mit Hormonen behandelt werden kann.
23. Nennen Sie einige wichtige Verhaltensmaßregeln beim Umgang mit Zytostatika.
24. Nennen Sie mindestens eine bösartige Erkrankung, die mit radioaktiven Substanzen behandelt werden kann.

27 Infusionstherapie

1. Welche Flüssigkeitsräume gibt es im menschlichen Körper?
2. Wie viel Flüssigkeit befindet sich im intravasalen Raum?
3. Was sind Elektrolyte?
4. Nennen Sie vier Gründe, warum eine Infusionstherapie indiziert sein kann.
5. Was ist bei kaliumhaltigen Infusionen zu beachten?
6. Was ist eine metabolische Alkalose, was eine metabolische Azidose?
7. Was sind Zeichen für einen Flüssigkeitsmangel des Körpers?
8. Welche verschiedenen Infusionslösungen können bei einem Flüssigkeitsverlust gegeben werden, welche Infusionslösungen sind bei größeren Blutverlusten indiziert?
9. Welcher Test muss unmittelbar vor Anlegen einer Blutinfusion durchgeführt werden?

28 Dermatika

1. Erklären Sie den Aufbau der Haut.
2. Welche Grundstoffe von Dermatika gibt es?
3. Welche drei Formen von Hauterkrankungen gibt es?
4. Was sind die wichtigsten Pfeiler der Dekubitusprophylaxe?

Register

A

α-Blocker 54, 87
α-Glukosidasehemmer 141
α-Rezeptorenblocker 54, 87
α-Sympathomimetika 52
Abführmittel 128
ACE-Hemmer 90, 103
Acetylcholin 45, 46
Acetylsalicylsäure 35
Addition 25
ADH 82
Adiuretin 82
Adrenalin 45
Agonismus 23
Aldosteron 82
Aldosteron-Antagonisten 84
Alkaloide 162
Alkoholdelir 60
Alkylanzien 161
Altinsuline 138
Aminoglykoside 152
Amphetamine 69
Analgesie 34
Analgetika 33, 35
Analgetika, nicht-opioide 35
Analgetika, opioide 38
Angina pectoris 100
Antagonismus 23
Antagonismus, chemischer 24
Antagonismus, funktioneller 24
Antagonismus, kompetitiver 24
Antagonismus,
    nicht-kompetitiver 24
Antazida 124, 125
Antianginosa 100
Antiarrhythmika 93
Antiasthmatika 120
Antibiotika 126, 149, 163
Antidepressiva 65
Antidepressiva, tri- und
    tetrazyklische 66
Antidiabetika 138
Antidiabetika, orale 140
Antidiarrhoika 127
Antiepileptika 71
Antifibrinolytika 115
Antihypertensiva 86
Antikoagulanzien 111
Antikonvulsiva 71, 73
Antikonzeptiva 144
Anti-Leukotriene 122
Antimetabolite 161

Antirheumatika, nicht-
    steroidale 41
Antituberkulotika 157
Antitussiva 117, 118
Apotheke 4
Apothekenpflicht 5
Apothekenwesen 4
Applikation 13
Applikation, enterale 14
Applikation, lokale 14
Applikation, orale 15
Applikation, parenterale 15
Applikation, rektale 15
Applikationsarten 13
Arzneien, amphiphile 20
Arzneien, hydrophile 20
Arzneien, lipophile 20
Arzneienkennzeichnung 3
Arzneimittel 2
Arzneimittelabgabe 4
Arzneimittelformen 11
Arzneimittelgesetz 2
Arzneimittelnebenwirkungen 29
Arzneimittelrecht 2
Arzneimittelschäden 6
Arzneimittelwirkung 23
Arzneimittelwirkungen,
    unerwünschte 29
Arzneimittelzulassung 5
Arzneistoff 1
Aspirin® 35
Asthma bronchiale 120
Atemnotsyndrom 119
Atropinvergiftung 49
Ausscheidung 22

B

β-Blocker 55, 87, 97, 102, 108
β-Lactamasen 149
β-Rezeptorenblocker 55, 87, 97,
    102, 108
β-Sympathomimetika 53, 75, 99
$β_2$-Sympathomimetika 121
Bakteriostase 148
Bakterizidie 148
Barbiturate 58, 72
Barbituratvergiftung 59
Benzodiazepine 59, 63, 71
Betäubungsmittel 7
Betäubungsmittelgesetz 7
Betäubungsmittelrecht 7

Betäubungsmittelrezept 7
Betäubungsmittelverschreibung 7
Biguanide 141
Blastopathien 30
Blutgerinnung 110
Bluthochdruck 86
Bluttransfusion 169
Blutzubereitungen 1, 3
Breitspektrum-Penicilline 150
Bronchialsekret 117
Brustenge 100
BtM-Rezept 7
Butyrophenone 65

C

Carboanhydrase-Hemmer 83
Cephalosporine 150
Charge 1, 3
Chemotherapeutika 148
Chloramphenicole 157
Cholinesterase 46
Cholinesterasehemmer 48
Chronopharmakologie 27
Codein 118
Coffein 70
Corium 170
Cremes 12, 171
Cumarinderivate 112

D

Dekubitus 171
Dekubitusprophylaxe 171
Dekubitustherapie 172
Depotinsulin 140
Depotpräparate 146
Depressionen 65
Dermatika 170
Dermatika-Grundlagen 170
Diabetes mellitus 138
Diarrhöe 127
Digitalisvergiftung 107
Digitoxin 106
Digoxin 106
Diuretika 80, 91, 107
Diuretika, kaliumsparende 85
Diuretika, osmotische 83
DNA-Polymerase-Hemmer 159
Dobutamin 108
Dopamin 45, 108
Dosierung 26